100年後も必要とされる

愛と癒しの病院

医療法人財団ヘリオス会　理事長
特別養護老人ホーム　川里苑デメテル・ヴィラ理事
森田仁士

30周年を迎えて

当病院は平成元年に設立。平成とともに歩み、令和元年に無事30周年を迎えることができました。これまで病院運営に携わってきていただいた多くの方々に深く御礼を申しあげる次第です。

私は、病院というものは、ホテルか旅館のようなサービスと医療サービスが同時に受けられるような設備がよいと思っています。よく考えられた建築デザイン、心地よいインテリア、心を和ませる庭園、いくら眺めても飽きの来ない美術品が飾られている。このような環境の中で質の高い医療を受けることが、自己治癒力を高めることになると考えるからです。

そんな病院を建てようという希望を抱き、病院設立10年目に、誰にでもやさしい、そして特に高齢者にやさしい「愛と癒しの病院」という理想を求めて新館（東館）を建てることができました。

建築設計において、高柳和江先生や「癒しの環境研究会」の皆様、デーケン先生、パッチ・アダムス氏と出会いによる様々な示唆を与えていただけなかったら、理想をカタチにすることはできなかっただろうと思います。今も感謝の気持ちは尽きることはありません。

次の10年、20年、そして100年続くヘリオス会をめざして、ともに前進していきたいという思いもあって、30年の周年誌は、夢の病院づくりに参加してくださっているヘリオス会病院のスタッフと川里苑デメテル・ヴィラのスタッフの代表にも、一筆したためていただきました。

超高齢社会を迎え、医療・福祉行政は揺れ続けています。しかし、私たちが皆様に提供する医療・ケアは何も変わることはありません。これからも、地域のかかりつけ医として、川里苑デメテル・ヴィラとも連携しながら、地域の皆様の健康増進に寄与してまいります。

目次

第一部　30年の歩み　～愛と癒しの病院を目指して

目　次

第二部　スタッフの声

第一部

30年の歩み

～愛と癒しの病院を目指して

経営再建

院長就任

私が、ヘリオス会病院の経営の引継ぎを打診されたのは、脳神経外科の専門医としてもっと研鑽を重ねるため、アメリカ・ロサンゼルス郊外のロマリンダ大学脳神経外科教室に留学しているときでした。

連絡は渡米して1年半になろうとしていたころでしたが、3年の留学予定を切り上げて、帰国しました。勉強半ばではありましたが、当時の気持ちを思うと、経営不振の個人病院を、医療法人財団として再建するというところに、医療・社会福祉の貢献という使命感を感じたのでしょう、帰国を悩むことはありませんでした。

救急体制

ヘリオス会病院の前身である川里広仁病院は、当時の医療法上「特例許可老人病院」と位置付けられた老人病院でした。194床ありましたが、経営が厳しくて、人手も足りず、職場環境としても療養環境としてもよいとは言えませんでした。

就任当時は、まだ明確な目標や理念はありませんでしたが、脳神経外科の専門医として、地域の患者さんを受け入れて治療しようと思い、老人病床に加えて一般病床を設けることは決めていました。そこで、手術と救急医療の体制を整えることに力を注ぎ、スタッフの充実のため人材育成に取り組みました。

救急で運び込まれてくる患者さんは、土地柄、交通事故は少ないのですが、年齢層は幅広くて子どもさんからお年寄りまでいます。

中でも脳疾患で運び込まれてくる人はお年寄りが多く、手術をすればよくなるケースもありますが、回復の見込みの可能性が低い人も少なくはありません。幸い手術によって劇的に回復するケースや元気になって退院される方がいる一方、術後も何らかの後遺症が残ることは多く、重度の後遺症の場合は、寝たきりになることもあります。

これまで、脳神経外科医として多くの患者さんを診てきましたが、実は診れば診るほど寝たきりの方が増えてしまうという現実があります。一般病棟（急性期）と慢性期のベッドを備えていれば、ご本人やご家族が転院を気にせずに安心して入院生活を送れるようになるのです。

脳ドック

就任して間もなく、MRI棟を建設して、平成4年にはMRIを中心とした高度医療設備を駆使した脳神経外科センター、脳ドッグセンターを開設。埼玉県では最長の実績を誇っています。

以前は、脳血管を描出するためには、血管内に直接造影剤を注入しなければならず、多少なりとも危険が伴うため、健診のために脳血管を描出することはできませんでした。それが、造影剤を使うことなく強い磁気を頭に当てることで脳血管を描出することができるMRIの登場で、健康な人に対して脳血管の異常を予防的に検査することが可能になったのです。

当院では、脳ドックの意義を「動脈瘤を含む脳卒中の手術適用以前の初期での病変発見」に求め、そのための機種選定から慎重に行いました。そして導入した脳ドックで使用する独シーメンス社製ＭＲＩ《Magnetom ImpaＣＴ超電導式》は、破裂する危険性をあるとされるはるか以前の2ミリ前後の動脈瘤を発見することができるほどの性能を備えています。これにより投薬での血流コントロールなど、初期の体質改善による治療等を心掛けています。

仮に、検査によって手術適用となった場合は、脳神経外科医と放射線読影医による画像の分析や患者さんと充分な話し合いの末、手術をするかどうかを決定します。これまで数千例におよぶ脳ドックを行い、症状が全くない小さい脳腫瘍を発見してガンマナイフによる放射線治療を行ったり、脳動脈瘤を発見して、くも膜下出血予防するための手術を行った例などがあります。

新館建設

医師と患者さんの関係

私が医学部を卒業して医師免許をいただいたのは昭和五十四年です。卒業と同時に大学病院の脳神経外科学教室に入局しましたが、まだ大学病院にCTは導入されていませんでした。そのため、患者さんの状態を正確に把握しようと、神経の症状を綿密に検査し、患者さんだけでなく患者さんの家族からも詳しく経過を聞くなど、あらゆることを試みていました。

ところが、CTやMRIなどの医療機器が導入されるようになると、患者さんとの信頼関係を築きながら、詳しい検査をしたようなことをしなくても、画像診断だけで簡単に診断できるようになりました。

私は医学生のとき「病気を診るのではなく患者を診よ」と学びました。これは病名を診断する前に、まず、患者さんとの絆を作り、患者さんに対しては一人の人間として接しなさい、という意味です。

しかし、医療機器の進歩は、診断の正確さと速さをもたらしましたが、医師と患者さんの距離は離れることとなり、その傾向は、医学の進歩とともにますます顕著になってきています。

患者さんが話してしているときも、患者さんの顔をちらっと見るだけで、パソコン上の検査データを見ながら処方箋を入力という診察で、果たして患者さんとの信頼関係をもつことができるのだろうか。こうした疑問をもっていた私は、院長となったからには、ヘリオス会病院を私の理想とする病院にしていきたいと考えていました。

高柳先生との出会い

そうした中で、私もメンバーであった青年会議所医療部会で講演を依頼したのが縁で、「癒しの環境研究会」の理事長をされている高柳和江先生と出会いました。

当時の病院は、患者さん本位というより、医師や看護師など診察する側にとって機能的であればよいといった発想で作られ、無機質で殺風景、快適な空間とは程遠いものでした。癒しの環境研究会は、こうした日本の医療の質を改善して、病気を治そうという前向きな気持ちになる「癒しの環境」にすることを目指して、高柳先生等が中心になって1995年に発足されました。医療従事者に限らず、病院の建築家、インテリアやアートの関係者など様々な分野の方々が集まって研究を重ねています。

先生のお考えに共感した私は、さっそく「癒しの環境研究会」のメンバーとなって、研究会や国内外の病院視察などの活動に参加してきました。

ちょうどヘリオス会病院の増設・増床を計画しているときでしたので、癒しの環境研究会での見聞・研鑽が、「愛と癒しの病院」というヘリオス会病院の理念となり、新館建設の構想となってつながっていきました。

癒しの環境とは

患者さんの病気を癒すのは、医療行為だけではありません。病院やその周囲の環境、医療スタッフとの関係性も大きく影響してきます。病気を治すためには、患者さんが病気と闘うという積極的な気持ちになる癒しの環境が必要です。癒しの環境について、高柳先生は、「ハード」と「ソフト」、それを「つなぐもの」の3つの要素から成り立つと言われています。

さらに、高柳先生は、「癒し環境は、訪れる人が、病気を持った細胞の塊として扱われないところ、人間として、そして、『病を持っている人間』として主体性をもてるところである」ともおっしゃっています。

病気の治療には患者さんの病気を治そうという強い意思が求められます。そのためには、患者さんが自身の病気のことを理解し、納得することが必要です。

病院では様々な検査をします。患者さんが、その検査の目的が何か、結果からどんなことがわかるのかを理解していなければ、おそらく指示通りに検査を受けたとしても、前向きに治療に取り組もうという気持ちにはならないでしょう。

患者さんが主体的に治療を受けていくためには、理解していただくためのわかりやすい丁寧な説明をしなければなりません。医師と患者さんの意思の疎通がうまくいくと、患者さんと医師などの医療従事者と信頼関係が築かれ、患者さんが主役の治療が可能になります。患者さんが主役になると、患者さんの病気に対する免疫が高まり、治療力も高まります。

世界の施設を視察

私は「癒しの環境研究会」の一員としていくつもの病院を視察してきました。中でも平成10年のデンマーク、スウェーデンの医療施設、平成12年のアメリカ・カルフォルニア州の病院と老人施設の施設には大きな影響を受けました。

・権利章典

アメリカのある施設では、アルツハイマー型認知症の患者さんの権利章典が入所案内パンフレットに書き込まれていました。

その内容は次の通りです。

1　その人の診断名を知らせること。

2　適切な医療を続けられること。

3　可能な限り生産的な仕事や趣味をもちつづけられること。

4　子どもとしてではなく、大人として扱われること。

5　表現することをまじめに受け止めること。

6　可能な限り向精神薬を使わないこと

7　安全な構造で適切な環境に住めること

8　毎日有意義な活動を楽しむこと

9　定期的に屋外にいられること

10　抱きしめる、愛撫する、手をつなぐ等の身体的なコンタクトをもつこと
11　文化や宗教を含めて、人生の背景を知っている人といられること
12　認知症についてよくトレーニングされた人がお世話すること

認知症の患者さんは、徘徊、異物を口にいれる、便をこねる、隣の人の食事を横取りしたりします。介護や看護をする人が、それにいちいち腹を立てて、感情的に対応してはいけません。認知症は、まだ根治薬が見つかっておらず、症状の改善を目的とする薬だけしか承認されていません。そのことを踏まえて、思いやりをもって患者さんと接することが大切です。

また、認知症特有の症状が見られる脳血管障害後遺症の人のなかには、感情のコントロールができなくて話をしているだけで泣きだしてしまう人もいます。アルツハイマー病の方は、こうした感情失禁は見られませんが、感情がなくなったのではなく、気持ちや感情を表現することができなくて、うまく伝えられなくなっているだけであるということがわかっています。

大事なことは、医師や看護する人、介護する人がそのことを忘れずに、どれだけ患者さ

んの気持ちを汲み取っていけるかなのです。ところが、当時の日本の医療現場では、多くの施設で認知症の患者さんの安全優先という名目で、拘束を行っていましたから、あまりの違いに驚いたことを覚えています。

・10の要望

さらに、アメリカには、アルツハイマー病患者からの10の要望というものもありました。

1　私のことを我慢してください

私は有効な治療法のない器質的な脳疾患にかかっている患者であることを思い出してください。

2　私に話しかけてください

たとえ私がいつも答えることができなくても、私にはあなたの声が聞こえるし、時々はあなたの言葉を理解することもできます

3　私に親切にしてください

私の毎日は長く絶望的な闘いです。あなたのやさしさは、私の一日のうちで最も大事な出来事かもしれません

4　私の感情を考えてください
私のなかでは、それらはまだ元気に息づいています
5　人間としての尊厳と尊敬をもって接してください
もしあなたがこのベッドに横たわる患者なら、私は喜んであなたにそうします
6　私の過去を思い出してください。
かつては私は健康で、愛と笑いに包まれ、知性と能力を備えていました。
7　今の私を覚えていてください
私は愛する夫、妻、父親、母親、祖父、祖母、叔父、叔母、親しい友人が私の家庭や家がなくなって悲しむことを恐れています。
8　私の将来を覚えていてください
あなたにとってはつまらないことかもしれないけれど、私はいつも明日への希望でいっぱいです。
9　私のために祈ってください
私はいま、時間と永遠の間を漂う霧のなかでぐずぐずしています。あなたの存在が他の何よりも私の役に立ちます。

10　私を愛してください
あなたのくれた愛の贈り物によって、私たちの人生は永遠に光とともに満たされるでしょう。

（カルフォルニア・アルツハイマー病患者の会）


このようにアルツハイマー病の患者さんも、普通の人と同じ気持ちでいるのです。病人だから、健康だからと区別するのではなく、普通の人に接するのと同じように接することが、患者さんの権利を守ることにつながります。ひとりの人間として接することが、本当の意味での患者さんの立場に立ったやさしい医療であり、介護なのです。

ＱＯＬ

最近は、ＱＯＬ（クオリティ・オブ・ライフ）という言葉を一般の方でも知るようになりましたが、患者さんのＱＯＬとは何か具体的にイメージできる人は少ないと思います。

私が医学生だった頃、最初に教えられたのは「有意義な生活を送れる」ということでした。その頃の私は、「有意義な生活」について深く考えようとはせず、病気になっても愛する家族と一緒に生活できて、好きなことが続けられることぐらいにしか理解していませんでした。

ところが、デンマークで視察をしていたとき、「ＱＯＬとは自分の意思で何事も決定できること」と聞かされました。私は、日本では患者さんの管理が優先されて、その意思は二の次になっている現状との差に衝撃を受け、自分の治療法は自らの意思で決定できる、自分の療養環境は自分で決定できるような病院を目指そうと考えました。

ハードとソフトを結ぶもの

先ほど癒しの環境には３つの要素があると言いましたが、ハードは、建物、内装、照明、緑、庭園などの設備、ソフトは職員のことです。そして、ハードとソフトをつなぐものは、アートであり音楽などになります。

北欧では病院建設費の１％をアートにまわす習慣があり、視察したロンドンのマンチェスター病院は、アートが大変充実していました。病院というより美術館といったほうがふさわしいほどでの現代アートで囲まれ、癒しの環境としての条件を備えていました。

また、アメリカのフロリダ医療センターは、病院の中がひとつのコミュニティになっていて、ロビーに川が流れ、散歩道は整備されて木々の緑で囲まれていました。

日本ではここまで配慮した病院はほとんどありません。仮に、つなぐものとして本物のアート作品が飾る病院があっても、残念ながらアートのもつ力を知らずに、「この病院はずいぶん儲かっているんだな」と思う人が少なからずいるように思います。

それでも、私は、ハードとソフトだけでなく、アートも備えた病院を作っていこうと思いました。

パッチ・アダムスとの出会い

新館を建設するにあたっては、できるだけ患者さんが家庭にいるのと同じ環境で治療できるようにしたいと考えました。そう考えたきっかけは、パッチ・アダムス先生を知ったからです。

パッチ・アダムス先生の半生を題材にし、ロビン・ウィリアムス主演の映画「パッチ・

アダムス」が、1999年に日本でも公開されたのでご記憶の方もいるかもしれません。彼は、若いころ、精神科に入院しました。そのとき、医療行為だけでなく、家族や友人の愛とユーモアが病気を癒すことを知りました。

その後、医師となったパッチ・アダムスは、赤いゴムのつけ鼻をつけてピエロの恰好で診察することを実践。ユーモラスな恰好での診察が、患者とのコミュニケーションをスムーズさせてくれる経験から、ユーモアをもって接すれば、どんな患者とも親しくなれることを確信しました。そして、ビジネスを最優先する医療に疑問を感じていた彼は、一軒家を借りて、理想の医療を求めて無料診療を開始するのです。彼は「医療行為だけでは、病気を治して、健康にはできない。患者には治療薬を与えるより、いかに幸福感を感じさせることが必要だ」と言います。

実は、パッチ・アダムスは、「癒しの環境研究会」の招聘で来日をしたことがあります。成田空港に降りたった彼の第一声は、「私は日本人を楽しませるために来たのではない、日本を変えに来たのだ」でした。来日講演では、「世界中に愛とユーモアを広め、医療は思いやりと情熱をもって行うべきである。患者にも家族にも、まず愛を伝える。それでこそ、信頼を得て本当の医療ができるのだ」と語っています。滞在は5日間でしたが、その間、講演会、ワークショップ、病院訪問等精力的に活動していました。

私は、そこで初めて、パッチ・アダムスの理想が、日本の「赤ひげ」であることを知りました。映画「赤ひげ」は、江戸時代、小石川養生所の医師「赤ひげ」が、患者に医術を施すだけでなく、患者の抱える事情にまで踏み込み検診的に治療に当たる時代劇で、監督は黒澤明、原作は山本周五郎の小説『赤ひげ診療譚』です。医療のあり方、理想を示したともいえるヒューマニズム映画で、興行的にも大成功、海外でも高い評価を受けました。パッチ・アダムスは、医療に携わる日本の若者に向かって、「『パッチ・アダムス』を診なくても『赤ひげ』は見ろ」と言うほど心酔しているようでした。

来日は今から10年以上前ですが、パッチ・アダムスは、今でも世界中を飛び回って精力的に活動を続けています。

笑いについて

ユーモア、笑いについては、癒しの環境研究会でも重要だと考えて、「笑いの療法士」を養成する活動をしています。

また、私が尊敬するアルフォンス・デーケン上智大学名誉教授も、ユーモアを大切にしている一人です。先生はドイツに生まれ、ニューヨークのフォンダム大学大学院で哲学博士の学位を取得した後、1959年に来日。大学では「人間学」「死の哲学」などの講義を担当し、死の準備教育をライフワークにされています。

以前、デーケン先生からユーモアに関する興味深い話を聞いたことがあります。アメリカにあるカトリック系の病院は、入院患者が治療に要する時間が、ほかの病院より明らかに短いというのです。その理由は、この病院の看護師さんたちがユーモアにあふれ、患者さんの間に笑いが絶えなかったというのです。

病室や談話室から看護師さんのユーモアで笑い声が聞こえてきたら、見舞いに来たご家族や友人の気持ちの気持ちも自然と明るくなり、患者さんへの接し方も明るくなってきます。そうすると、患者さんも「自分の病気は軽いのではないか。すぐに治るかもしれない」とそんな気持ちになってきます。「病は気から」というように、患者さんが前向きな気持ちになれば、人間に本来備わっている自然治癒力が高まってきます。結果、患者さんの治療期間が短いのもうなずけます。

笑いは免疫機能をアップさせることは、科学的にも証明されています。「笑う門には福来る」といいますが、「笑う患者には健康が来る」といえるのではないでしょうか。

「死への準備教育」

デーケン先生は、1982年「生と死を考える会」を設立して、老いや死についてタブー視する日本人に「死生学」という概念を教え、広めた方です。

先生の著書『死とどう向き合うか』（NHKライブラリー）で

「病院などの密室に閉じ込められた死を解放して、大人も子供もすべての人が、死を自然なものとして受け止め、自由に話し合えるような雰囲気を作りましょう。その中から、必ずお互いのいのちをもっと大切に考える、成熟した社会が生まれてくると思います」

といっています。

「癒しの環境研究会」の高柳先生も、いち早く「死」について研究されている一人です。先生の書かれた『死に方のコツ』（飛鳥新社）に、次のように記しています。

「人間、たしかに死に際は大事だが、死に方を決めるのはその人の生き方でなく、大部分は病気の性質や進行具合である。自分でコントロールする力も残っていない段階では、どんなに見苦しいことになったとしても、本人には何の責任もない」

そして続けて「周囲の人もこれを理解し、患者さん自身も最後まで自分らしく生きることが大切だ」

これは大変難しいことだと思います。しかし、死について学び、準備ができていれば、きっと死への恐怖は取り除かれ、死の直前まで、その人らしい生き方ができるのではないでしょうか。

デーケン先生は、「死への準備教育」の普及に取り組み、最後まで精一杯人間らしく、楽しく、想像的に生きてほしいと訴えられ、そのためには心の癒しが必要だとおっしゃっています。

新館概要

２０００年に完成した新館（東館）は、療養病床80床を備え、私の理想をカタチにして「愛と癒しの病院」で、患者さんが生活感覚を味わえるように空間を考慮しました。

建物は４階建ての鉄筋コンクリート造で、地震などの自然災害に備えた安全性をもち、内部はホテルの環境や設備を備えています。

療養型の病院で一番大切なのは、寝たきりになりがちな患者さんが、毎日ベッドから降り、車いすに乗ったり、歩いたりする積極性をもってもらうことです。

そのため廊下は単なる通路ではなく、患者さん同士や患者さんと病院のスタッフがコミュニケーションをとることのできる場であるようにと、突き当りには大きな窓をつくり、自然光が直接入る明るい空間になっています。

ロビーは吹き抜けで明るく、応接セットが備えられていて解放感に満ちています。ほかの部屋やスペースもロビーや廊下同様、患者さん本位のこれまでの病院では考えられない造りにしました。

病院の周辺には花々や木々を植え、園芸療法ができるようにしました。周囲には高い建物がないため、病院の屋上に上がると、眼下には360度見渡す限りの田園風景が広がり、その延長線には関東地方を代表する山々を眺めることができます。せっかくの風景を車いすの患者さんにも楽しんでもらうため、屋上までのエレベーターを設置しています。

入院患者さんにとって、病院の居住性は大切で、そのまま症状の良しあしに結びつきます。病室は、患者さんが一番多くの時間を過ごす場所です。そこは治療をする場というよりは、あくまでも患者さんの生活の場であって、健康なときに暮らしていた家の一部と感じられるような場所でなければいけないと思っています。

そこで病室には腰の低い大きな一枚ガラスの窓を設け、ベッドにいながらも外気を感じられるようにしました。カーテンや壁紙の色、デザインにも気を配り、照明も病状が改善されるような環境設計になっています。

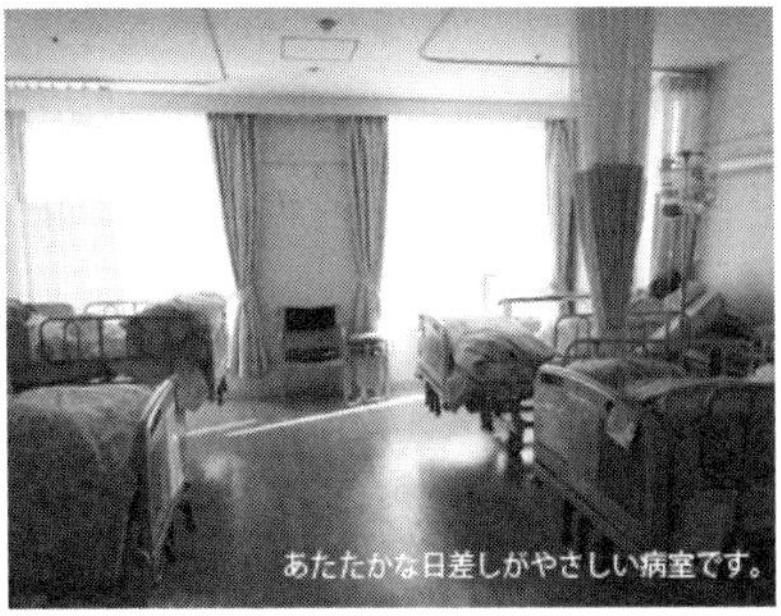
あたたかな日差しがやさしい病室です。
HPより

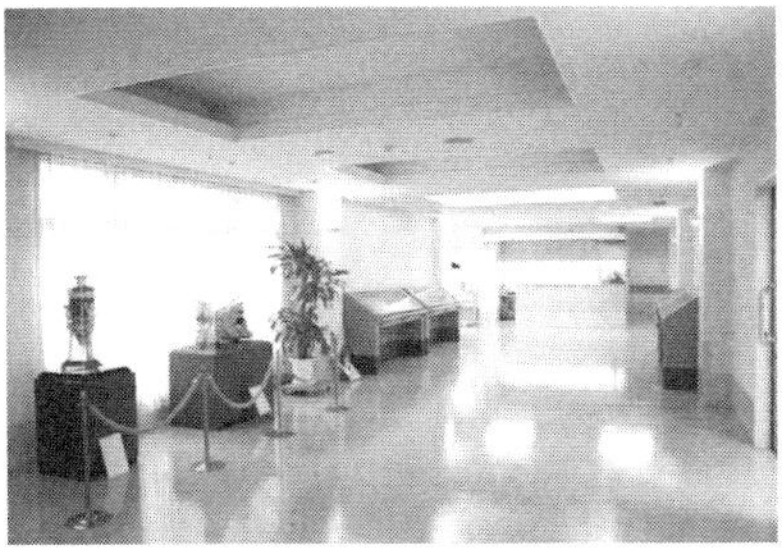
パンフレットより

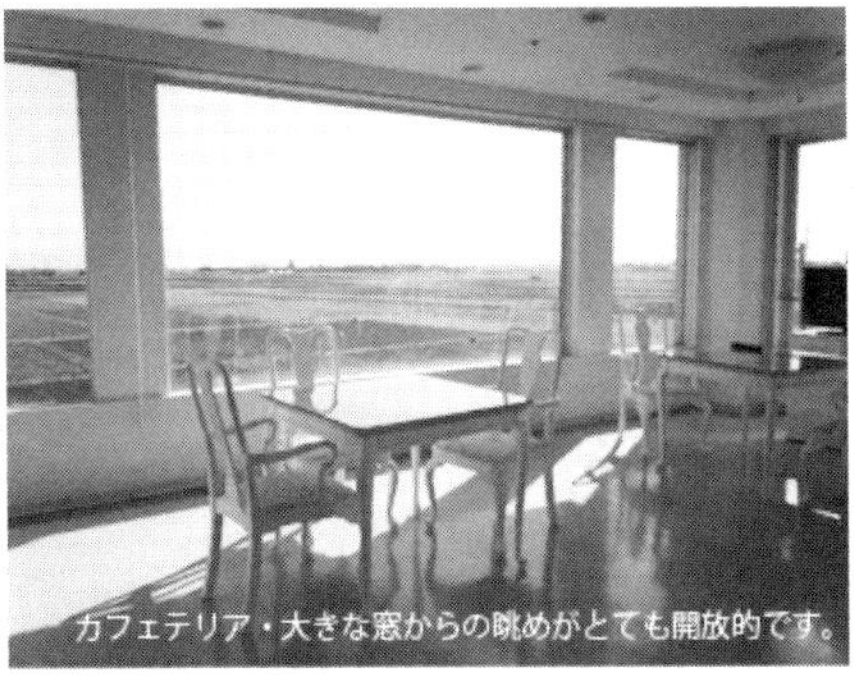
カフェテリア・大きな窓からの眺めがとても開放的です。
癒しの環境、ソフトとつなぎもの　　HPより

高柳先生は、「癒しの環境のソフトの中心的存在は、直接患者と接する医療従事者である」とおっしゃっています。どんなんにハード面が充実して立派であっても、そこで働くスタッフが設備の特徴を生かせなかったり、患者さんかた敬遠されるようでは癒しの環境とは、程遠くなってしまいます。

外来でも入院でも、患者さんが一番接する機会が多いのは、医師ではなく看護師さんです。毎日の検温、脈拍、血圧測定、食事の世話や必要に応じてベッドを整え、シーツを交換します。介護が必要な患者さんには、排せつの世話から入浴の介助までお世話します。看護師という職業はきつい仕事で、そのため人手不足で厳しい職場環境にあります。でも、患者さんにとっては、やはり「白衣の天使」で、医師に聞きにくいことでも看護師さんになら聞くことができるようです。

病気についての不安、これからの治療、病院内での不満など…。たとえ時間がなくても、激務の合間を縫って患者さんの声に親身になって耳を傾けてあがれば、患者さんの心の重荷は解消され、病気を治そうという気持ちがわいてきます。もちろん患者さんにもマナーは必要ですが、「この人に任せたら安心だ」と、そう思わせることができる接し方をしなければなりません。

病院では、医師や看護師のほかに、診療放射線技師、理学療法士、作業療法士、薬剤師、栄養士、クラーク、看護助手などたくさんの人が働いています。その一人ひとりが「癒しの環境」を提供する一人であることを自覚し、患者と信頼関係を築けるように育ってほしいと考えています。

そのため、院内感染対策や緩和ケア、認知症講習会などの勉強会のほかに、接客セミナーや話し方講座なども開いています。

また、ハードとソフトをつなぐものとして、ロビーや廊下には、本物の絵画や工芸品を飾り、本物のアートに触れられる空間を実現しています。

さらに、音楽療法、演奏会やコーラス、お花見や豆まき、クリスマス会などの季節の行事などで、入院生活に変化をもたせています。

クレドの作成

スタッフが価値観を共有して、「愛と癒しの病院」を目指せるように、10年以上前にソフトの部分の要となる理念とクレドを明文化しました。

考えるにあたっては、全国の病院などの理念を調べつくしました。そのほとんどが「患者様のために～」というスタンスで、理念として掲げるのにはあまりにも当然のものばかりで、私は少し違うのではないかと思いました。患者さんのことを考えるなら、まず職員の居心地がよい職場であること、職員が人間として成長できる病院であるべきではないかと思ったのです。

職員が心に余裕がなかったら、患者さんに親切に接するのも、話をきちんと聞くのも難しくなってしまうでしょう。ヘリオス会病院で10年働いたら、人間的に成長したと言われるようになってほしいという気持ちを込めて、最初の理念とクレドを以下のようにしました。

最初の理念・クレド

使命

患者の自ら治そうとする意欲と努力を促し、援助し、患者中心の良質で暖かいこころのふれあいのある医療を行い、患者様及び地域に奉仕することを目的とします。この目的を達成し、患者様や地域が要求する医療を提供するため、法人は病院環境の整備に努め、職員は業務の遂行に最善を尽くします。

コンセプト

太陽のように……（健康のシンボルである太陽のように皆様の健やかな生活のお役に立ちたいと願いをこめて）

不安を勇気へ！　心配を希望へ！　こころの扉をいっぱいひろげて安らぎの環境創りゆとりあるひとときが……気持ちを前向きにしてくれる

（ヘリオス5クレド）

1　患者様の尊厳をお守りします

2　適切な医療を提供します

3　あらゆる情報を提供します

4　患者様の意志（選択・判断）を優先します

5　不平には誠実にお答えします

残念ながら、この理念とクレドは職員の心に残る理念にはなりませんでした。そこで、将来のため、職員の心に残る、職員のための理念、ヘリオス会病院がこれから先何年にもわたり地域の安心、健康増進に寄与できるように、２０１1年に1年間かけて作成しました。

理念は、職員の声に耳を聞いて私が作り、クレドは職員の代表が合宿をして話し合い、自分たちがやるべきことを見つけて作成しました。

クレドの変更

1度目の変更

ヘリオス会病院の理念

我々ヘリオス会は、縁（えにし）を大切にして、縁（えにし）で結ばれた仲間と共に身体と心を癒す病院づくりを目指します。

ヘリオス5クレド

１　あなたの「生き方」をお手伝いします

２　１人１人の患者さんの生活をチームが支えます

3　私たちは、いつも心のこもった笑顔でケアします
4　「ありがとう」のあふれる病院にします
5　私たちは患者さんのために常に成長を続けます

2度目の変更

そして、25周年を迎えるあたり、今の理念・クレドに変更しました。

コンセプト
ヘリオス会で働く人たちが仲良く気持ちよく働ける環境を作り、患者さんや患者さんのご家族の笑顔が生まれる空間を携わる人たちで作っていくために

縁（えにし）を大切にし、地域のために、
そして、職員のために必要な病院づくり

ヘリオス会理念
私たちは、ヘリオス会に集う全ての縁（えにし）を

大切にして、心も体を癒す病院を作ります

目指す姿
100年後の患者さん、家族や職員にとって
必要とされる最良の医療と福祉

クレド
患者さん、家族、職員、地域が望む、最良の医療と福祉を提供していくために
1　本当の笑顔（私たちは、こころを込めた笑顔でケアします）
2　本当のありがとう（私たちは、ありがとうの溢れる病院にします）
3　本当のささえあい（私たちは、全員であなたを支え、尽くします）
4　本当の成長（私たちは、人格と能力を日々高めます）

理念は、病院にかかわるすべての人々、特に職員同士、患者さん、患者さんの家族、患者さんとの「縁（えにし）」を大切にして職員にとっても患者さんにとっても、地域にと

ってもよりよい病院を継続して作り続けていこうとするものです。クレドはこれでよいというものではなく、必要となれば、これからも時々に合わせたものに変更していくこともあるだろうと考えています。

国際貢献

25年ほど前、日本青年会議所医療部会では、ネパールの青年会議所を通じて日本脳炎ワクチンなどの医薬品を寄贈していました。医療部会の一員としてネパールに渡った私は、劣悪な医療事情を目の前にして、ほかの医師や薬剤師さんなどと一緒に「ネパールミッション」を組み、翌年からリクエストのあった村を訪れ、無料診療を行うようになりました。

そんな時、パッチ・アダムスの活動を知ったのです。その活動に感銘を受けた私たちは、ネパールに病院を建てるため、特定非営利活動法人「アンナプルナ・ヘルス・プロジェクト」を設立しました。ネパール第二の都市ポカラの見晴らしの良い土地を、無償で提供してくれる人を紹介され、診療所建設の準備を始めました。ところが、スタートしてみると、政情が安定せず、複雑な宗教事情などもあって、計画通りにはなかなか進みませんでした。

そこで、様々なことを考慮して、運営等はすべてネパールの人々にまかせることになり、病院を完成させたのち、このプロジェクトはいったん終了となりました。

また、中国山西省から看護研修生を受け入れていた時期もあり、スタッフにとっては、海外の医療事情を知るよい機会になったと思います。

第二部

スタッフの声

ヘリオス会病院

若い人たちに期待しています

近くて子育てしながら働くのによいと思い入職

3人の子どもが幼稚園児だったとき、我が家からほど近く、田んぼの向こうに病院が建つのが見えたんです。ここなら近くて子育てしながら働くのによいと思い、腰掛のつもりで入職したのが、のちにヘリオス会病院になる川里広仁病院でした。

昭和62年8月21日のオープンに向けての準備段階からかかわって働き始めましたが、つぶれてしまって。先生方は東京の大学病院に引き上げ、ナースは某病院など別々の病院に全員が移り、入院していた患者さんも近隣の病院に割り振りして受け入れていただきました。建物と設備だけが残った病院に新たな院長が就任し、私もそのまま残り、再建のため取り組んでいくうちに徐々に患者さんが増えていきました。その後、病院丸ごと森田先生が引き継がれ、平成元年に医療法人財団へリオス会川里広仁病院として再スタートとなったんです。私は、某病院からの強いお誘いもあったのですが、収益は病院環境向上のため、地域のため職員のために使われる医療法人財団になったへリオスに残ることにしました。

看護師は「自分のところで、自分で育てる」

入職当初から婦長にというお話はありました。でも、私は看護師として現場で働きたいと言い続けましたが、そうもいきませんでした。それでも、へリオス会病院が設立したころは、看護部長がおられましたが、その後は不在となってしまい、看護管理、病院の運営にも深くかかわることになりました。

私の一番にやらなければいけなかった仕事は、看護師の確保でした。そこで、ほかの病院の看護師長さんや総婦長さんに、「看護師から准看護師、助手さんを含めて150～160名を確保しなければなりません。どうやって人を集め、どのように育てたらいいでしょうか」と聞いてみました。すると、皆さんが最初に言われるのが「自分のところで、自分で育てる」ということでした。

このアドバイスにしたがって、平成5年から、働きながら鴻巣准看護学校で学ぶ高校生を中心に若い世代を受け入れて人材育成を開始。1回生8名を皮切りに、平成30年までに145名の准看護師が誕生し、そのうちの多くが正看護師となりました。その中には、途中で退職して、結婚後に再びここに戻ってきて働いている方や、看護師の資格をとって大病院に勤めたけど、すぐへリオスに戻ってきた方もいます。仕事が大変なのをわかっていて戻ってきてくれるわけですから、それは嬉しいですよ。

また、知識や技術向上のため、院内では勉強会を開いてきました。年間計画表を作って、例えば医療機器、院内感染と項目別に担当を決めて、それぞれが計画を立てて勉強会を開催するようにしていくのです。

最初は、「勉強するのも研修会に参加するのもあなたの仕事です」と言って、勉強会の場所や時間を決めてもうまくいきませんでした。そこで、看護学生に勉強会のためのプリントを配るときに、ほかの人にも配って一緒に参加してもらったり、院内の看護部の発表会に地域の方や他病院の看護部長に来賓としてきていただいたり、看護助手さんの発表会を看護師さんの発表会の前に開催するなどいろいろやっていくなかで軌道にのせていきました。勉強会の予定でだんだんカレンダーが黒くなるのが楽しかったですね。

けた違いの大きさに驚かされた中国の病院

看護管理は、「ひと・もの・かね」すべての管理を求められ、お金がたくさんあって好きなように使えれば、楽に管理ができます。でもそれは無理で、経営のことも考えたら、お金のことを無視して、あの機材を購入したいとか、人員を100人増やしてくださいとかはできないわけです。そうなると、あとは、結局は教育しかない。看護管理は、人の世話をして育てることが最も重要なんです。

ですから、平成6年に付き添い看護制度が廃止されたことを受けて付き添い看護解消計画を開始して、看護の施設基準がその他看護から基準看護になった時、そして東館ができて194床から273床になった時にはそれに対応できるだけの看護職員がそろったということで、喜びもひとしおでした。

院長先生は脳神経外科医ですから、就任して早々にMRI棟を建設して県内初の脳ドックをスタートさせ、脳神経外科センター・脳ドックセンターを開設。手術体制、救急医療を整えて、自らが陣頭指揮にあたり、東館を増築、川里苑の増築と次々と行動されていきました。

さらに、中学生の職業学習体験、救急救命士の病院実習を受け入れ、鴻巣准看護学校の実習施設という機能ももつようになっていきました。

平成14年からは10年間、中国山西省の看護研修生を受け入れました。きっかけは、最初に埼玉県看護協会の役員の方から会長のほうに受け入れの打診があったのです。将来、高齢化社会になることが予想される中国から、看護部長、次期部長クラスの人がやってきて、先に高齢社会になった日本の看護、介護を学ぶということでした。川里苑理事長が受け入れを決めた後、私は院長先生や副院長、薬局長などとともに、視察や友好事業のために計3回中国を訪問しました。訪れた病院は、建物は十数階建て、看護師は1500人、医師は1000人と、けた違いの大きさにびっくりさせられましたね。

療養型病院の必要性はますます高まる

私が看護師になった時代から医療現場は変わり続けています。診療報酬の改定や介護保険と医療保険が分かれたことで、患者の層が変わってきました。それに伴い、それぞれの病院の地域での役割も変化してきました。

今は、急性期の病院は、14日間での退院を推し進めています。全身にがんが転移していたり、経管栄養で自宅に帰れる状態でなくても、患者さんやご家族は「退院してください」と言われます。

ヘリオスでは、医療的処置が必要で自宅にも、看護師の数が少ない福祉施設にも入所できない人の受け皿となっているわけですが、転院が可能か連絡があって受け入れが決まった翌日に患者さんが亡くなるというケースもあります。急性期病院のベッドが足りず、いつ急変してもおかしくない状態の高齢者の患者さんの退院もあります。そのため、病院から施設に退院して、すぐ具合が悪くなって救急車で運ばれてくるということも多くて、今、救急車の半数近くは介護施設からが増えてきているそうです。

院長先生はかなり早い段階から療養型の病院にすると考えていたようですが、川里地域も高齢化がますます進んでいきますから、療養型病院の必要性はますます高まっていくと思います。

こんな幸せな婦長さんはいないですね

振り返れば、我が家から一番近い病院だったのに、入職したとたん朝から晩まで終わりのない生活となりました。病棟で看護をしながら手術場にも入って、看護管理もして、准看護学校で10年間4教科教えて、介護認定審査会の委員をやって、看護協会や看護部長会の役員まで引き受けていると、書類だけですごい量でした。

また、東館を新築するときは、私も設計段階から参加しました。増床には県の医療整備課の許可が必要で、その申請書類の提出も私がしました。私が迷っていると、保健所や県庁の方々が「こうやって書くんだよ」「婦長さん、提出締め切りが近いから早くしたほうがいいよ」など、親切に教えてくれるんです。男性だったらこうはいかなかったかもしれませんね。

楽しかったんですよ。何もないところから築き上げて、様々な経験をさせてもらいましたから。

それだけなく、中国大陸のほかにも、院長先生が留学していたアメリカのロマリンダ大学研修にも行かせてもらって、異文化を経験できて、こんな幸せな婦長さんはいないですね。

私はついこの間、名誉師長になって、次の世代へのバトンタッチがスタートしました。これからのヘリオス会病院を若い人たちが自分たちで作っていくことを期待しています。

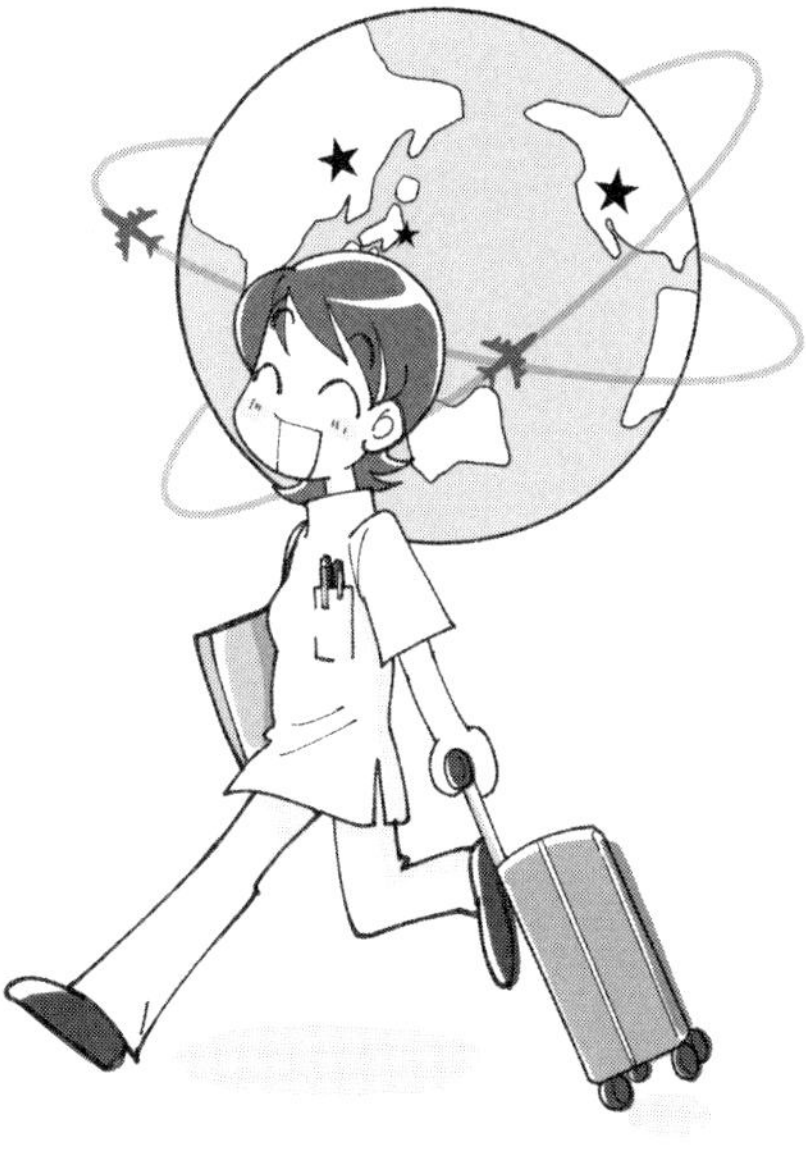

患者さんの後半生に寄り添う

仕事と子育て、ちょうどよいバランスで

私は栃木県出身なのですが、看護師になろうと思ったときに、自宅から通える学校がなかったので、それほど遠くなくて、寮があって働きながら学べる病院に就職しようと思ったのです。それで、当時は寮のあったヘリオス会病院に決めました。私は病院の准看護学生2回生で、同期が12名と多く、20年以上経った今も、2人がここで働いています。

入職してからの2年間は准看護学校に通って資格をとり、3年間准看護師として働いて、23歳の時に看護学校に通い始めて正看護師の資格を取得。卒業と同時に、急性期の病院で経験を積みたくて、県内の公立病院に入職しました。

ヘリオス会病院で育ったので、ここのやり方が当たり前と思っていたのですが、病院にはそれぞれそこの仕事のやり方があるんですよね。公立病院は細かく決められたマニュア

ルがあって、いくつものチェック項目を確認しながら仕事を進めていく方法でした。チェックを気にしすぎたためなのか、ヘリオス会ではスムーズにできていたことなのにミスしてしまう。今まで普通にできたことなのに何でできないんだろう、こんなにチェック項目があるのにと思い、緊張してまたミスするということが重なりました。それに、病院付属の看護学校の卒業生が多く、何となくカラーが違うというか、なかなか馴染めないこともあったと思います。どんどん仕事への自信がなくなり、このままいくとダメになる、看護師として働けなくなるかもしれないと不安に思って1年で戻ってきました。

それからはずっとこちらでお世話になっています。結婚も出産もここで全部経験して、若いときは仕事中心でしたが、今は、子育て中心。夜勤も時々入りますが、夜勤専従の方もいますし、だいぶ免除させてもらい、仕事と子育てを両立して、ちょうどよいバランスで働いています。

知っている職員がいれば、患者さんも安心

18歳から働いていると、私が10代、20代前半のころ70代だった人の中にはもう亡くなられている方もいますが、今でも通われている患者さんやご家族が病院に来た時に声をかけて

くださったりします。知っている職員がいるとやっぱり安心すると思うので、患者さんたちとスタッフが親しいのは、うちの病院のよいところですね。

現在は療養病棟の担当をしていて、人生の後半生に寄り添うように病院でお世話してきた方を看取らせていただくことも多くなってきました。学生の頃の患者さんのことはよく覚えていて、そういう方が80代、90代で天寿を全うされるまで携わらせていただけることは、感慨深く生きがいになっています。

今の病棟は終末期の患者さんが多いので、ご家族との関わりが多くなります。患者さんが穏やかな死を迎えられ、ご家族も受け入れられるようにするのが私の役割だと思っていて、日頃から様態の変化をその都度お伝えするなどして人間関係を築くようにしています。そして、ご家族が最期に立ち会い、看取りができるようにうまく橋渡しできるように心がけています。

「あっ、いつもと違うな」

患者さんに対しては、できるだけ苦痛がなく生活できるようにすることに努めています。

特に注意しているのは、「慣れ」が出てきて、忙しいとお世話することが作業になってしまうことです。患者さんに意識があれば、嫌だとか気持ちいいとか言えますが、それができない方が多いからです。ですから、基本中の基本である、「必ず声をかけて、表情をみる」ことをしっかり行うようにしています。そうすると「あっ、いつもと違うな」ということが、感覚的なところもあるのですがわかるんです。そこの部分は重要で、若い人のお手本になっていきたいと思っています。

主任としては、例えばＥ・Ｆ病棟担当だった看護師さんが初めてＡ病棟に異動する場合にスムーズに業務に入れるように、病棟間の連携係になるのも一つ仕事だと思っています。リーダー的立場なのですが、先輩も多いので、教えてもらったり、皆さんに助けてもらっています。

若い人に指示をしたりしますが、私たちのころは、完全に体育系で、上の人に叱られて泣くのは当たり前、寝る間を惜しんで勉強するのは当然というぐらい厳しく育てられました。でも、今は違ってきて、叱ったりしてはいけないとわかっているんですけど、どのように育てていくか悩みますね。

長く働ける環境をこれからも築いていきたい

私は病院から准看護学校の学費を出していただき、それで3年間お礼奉公して、看護学校は自分で学費をだして行きました。でも、育てていただいたという思いが強かったので、卒業して辞めるときにすごく心苦しかったんです。だけど師長や先輩が「外でしかできない勉強もあるから行ってきなさい」って快く送り出してくれたので、ずいぶん心が軽くなりました。院長先生も「いつでも帰って来いよ」と言ってくれて……思いのほか短い期間で帰ってきましたけど。

18歳から親元を離れて病院の寮に入ったので、院長先生は第2のお父さんみたいな感じなのです。今、自分が、入職したころの院長先生の年齢を超えてしまったことが不思議な感覚です。あの頃は、先生も若く、外科の先生がいたので、手術も随分やっていました。でも、病院の状況も変わり、患者さんの年齢層も変わり、手術はほとんどしなくなり、地域での役割も変わってきたのかもしれませんね。

ここまで働かせていただいて、院長先生はじめ先輩やスタッフの皆さんへの感謝しかありません。若いときは、子育て中の看護師さんが、突然日勤を休んだり、夜勤ができなくなったところに入ったり、休日だったのに急遽勤務したりしていました。やがて、その時の看護師さんの子どもが大きくなって、私たち世代に子どもが生まれると、「順番だよね」と言って、子どものことで急に休んでも快く補填してくれます。長く勤めている人が多くて、人間関係がそのまま続いて協力しあえるのが、ヘリオスの魅力だと思うのです。だから、今度は、若いスタッフが長く働けるような環境を作っていきたいと思っています。

変化が多い中で仕事をする面白さ

リハビリに頑張る姿に励まされ、元気な姿に感動

高校卒業後、ヘリオス会病院で働きながら准看護学校に2年、看護学校に3年通って正看護師になりました。資格を取って、一度、他の病院で勤務してから、再びここでお世話になって15年ぐらいになります。

看護学校を卒業するとき、違うところを経験するのもよいかと思い、大学病院なども受けていました。でも、看護学校の先生に熱心に勧められた病院も若い私には、魅力的だったので前医に入職したんです。

しかし、新しいことを学び勤務していく中でいろいろ感じるところもあり、悩み、考え学生時代にお世話になった看護師さんがいるヘリオス会病院で、また一緒に働きたいと思って戻ってきました。

今は一般病棟のA病棟を担当しています。長く入院されている患者さん中心の療養病棟は、患者さんともご家族とも親しくなって信頼関係が生まれ、それがやりがいにもなります。一方、一般病棟は入院期間が短く、時間の流れ方が違うというか、様々な病気の人、家族の状況もいろいろです。変化が多い中で考えながら仕事をするという面白さと、回復を一緒に喜ぶやりがいがあります。

例えば、脳梗塞になって車いすで入院してきた人が、麻痺になっても、マイナス思考で落ち込むことなくリハビリを頑張る姿を見ていると、すごいと思いますし、励まされます。それに、退院するときに、自分の足で歩けるようになっていたりするとやっぱり感動しますね。また、高齢で、状態がどこまで回復するんだろうと思っていた方が、元気になって退院される姿もうれしいです。

専門知識を持つ人がリハビリすることで、患者さんの機能はぐんぐん回復するのを見ると、療法士さんってすごいって思います。初めて理学療法士が入職したのは、私が看護学校に通っていたころだったはずですが、患者さんが目に見えてよくなって、病棟がだんだん活気づいて、病院の雰囲気が変わっていく様子を今でも覚えています。

テレビドラマみたいな出来事

20年になる看護師人生ですから、いろいろな患者さんにお会いしました。中でも、最も印象的というか驚いた方は、療養病棟の患者さんです。かなり高齢の女性の方で、転院してきたときは、何もしゃべらず、ご飯も食べられず胃ろうで寝たきりの状態でした。処置をしたり、お世話するときに声をかけると、目でスタッフの動きを追っていたので、当時の私は、知識がないながらも失語症か何かでしゃべれないのだと思っていました。

ところが、当院に来てから数年経っていたでしょうか、いつものように声を掛けたら急に返事をしたんです。突然のことで、先生も私たちもただただ驚くばかりでした。しかも、名前も言えるようになり、会話もできるようになり、胃ろうを閉じてご飯を口から食べられるようになったんです。そして寝たきりから車いすに座って過ごすようになって、施設退院されていきました。

当時を知っている先生とは、今でもこの患者さんの思い出話をするときがあります。

医療現場にいると、植物状態の人が回復して手がぴくっと動いたといった話を聞いても、そんなのあり得ないだろうと思うのですが、その常識を崩された、テレビドラマみたいな出来事で衝撃的で、強く印象に残っていますね。

主任なって一層気を遣うようになった言葉遣い

副主任・主任になって10年ですが、主任なって一層気を遣うようになったことに言葉遣いがあります。特にご家族に対しては、謙譲語だ、尊敬語だと考えているとごちゃごちゃになってしまい、いつもしゃべるのに苦労しています。

今はインターネットで病気のことも簡単に調べられるようになって、治療についても細かいことを質問される方が増えてきました。それだけでなく、最近はカスタマーハラスメントという言葉をよく聞きますが、5年くらい前からでしょうか、もちろんこちらの不備や至らない点があった場合もありますが、応対に困るようなことを言われることが多いように感じています。ですから、患者さんやご家族からの要望やご意見の対応は、師長と綿密に情報交換して、窓口を一本化しています。

私も家族が入院したことがあるので、ご家族の気持ちもわからなくはないので、お話は最後まで聞いて、そのうえで無理なこと、対応が難しいことについて、言うべき点はしっかりお伝えするようにしています。

一般病棟の場合は、入院が短期間なので、信頼関係を作るのに時間が足りないということもあって、初対面でいろいろなことを説明しなくてはいけないときは、かなり言葉を選んで説明はしています。それでも誤解を招くこともあるので、今でも非常に緊張します。

子育て世代には最高の職場

ヘリオス会病院は長く勤めている看護師が多いのですが、ワークライフバランスが取れている職場で、子育てと仕事を無理せず両立できるからではないでしょうか。苦労している人の話しをよく聞くので、ここは子育て世代には最高の職場だと思います。

私もここで働きながら2人の子どもを育てているのですが、突発に熱も出ますし、保育園や学校から電話があったら迎えに行くこともあります。でも、それで嫌な顔する人も、何か文句を言う人もいません。「もう帰んな帰んな」「そういうのは順番だよね」と言ってくれるような環境なんです。

私は30過ぎて子どもを産んで、まだ子どもが小さいので、先輩たちが「いいよ、いいよ」と言ってくれるのがすごくありがたいです。心置きなく帰り、遠慮なく休ませてもらっています。

職員向けの行事は、忘年会などは、リハビリの人が必ず出し物をして熱演してくれたり、病棟も何年か前から各病棟で出し物をするのが恒例になりつつあって、院長先生も院長賞を設けたりして盛り上げてくれます。納涼会などもあって、最近、職員が集えるカフェを月に1回開催するようになるなど充実していると思います。

院外の研修会や講習会に参加するための研修日も年間5日間もらえます。私は、院内で行うICLSとBLSという医療従事者のための救命処置研修チームの一員なので、この講師向けの研修や看護協会の研修を受けたりしています。院外の研修や講習会はよい刺激になるので、できるだけ多くのスタッフを参加させてあげたいのですが、ここのところちょっと余裕がなくて、行かれない人もいます。それが今気になることというか、希望した人全員が参加できるように職場環境を整えられたらと思います。

院長先生は誰よりも早い時間から仕事をされていて、少しぶっきらぼうですが患者はもちろんスタッフの顔をみて、いつも声をかけてくれます。そんなところを、とても尊敬しています。仕事では院長についていこうという気持ちですので、院長が辞めたらもしかしたら辞めるかもしれませんね（笑）。

働き方にも融通が利く、ほどよい規模

働きやすい職場

ヘリオス会病院に再入職して13年が過ぎました。今は、一般病棟・A棟2階病棟の担当です。

病棟では、ナースは患者さんの担当と、担当をもたないフリーにわかれ、そこに看護助手が加わって患者さんのお世話をしています。フリーのナースは業務担当がありますが、自分の受け持ちにこだわることなく、全員で手が空いた人ができることをするという感じで、お互いに手伝いながら仕事をしています。

昨年末に、業務をもっとスムーズにできるかもしれないということで、連絡用に、病棟の看護師、看護助手全員が参加した「A2病棟」のLINEグループを作りました。また、緊急連絡などはありませんが、病棟のみんなで話して決めたことなので、これからどんな

風に活用されるか期待しています。

初めてヘリオス会病院にお世話になったのは、准看護師として5年ほど大きな病院に勤務した後でした。こちらで働きながら看護師の資格を取得して、別の病院に3年間勤めて、再び戻ってきました。ヘリオス会病院のほうが働きやすくて、自分に合っていると思ったからです。

大きい病院は規則やルールをきちんと守ることを求めます。たくさんの人が働く組織で仕事を進めるためにはルールは大切ですし、仕方ない面もあると思います。

例えば、忌引きとして5日間休暇が取れるという規則があったとして、場合によっては、5日間で仕事復帰が難しいときもあります。でも、だいたいの場合、無理してでもやりくりして仕事に戻ると思います。

ヘリオス会病院では、事情を話せば「落ち着いて、仕事に来られるようになったら連絡ちょうだい」と言ってくれて、休みをもらうことができました。私は経験者でもあります。休みを届けている間、勤務の変更など迷惑をかけたと思いますが、いろいろな面で協力・支えになってくれるところがこの職場の良さでもあると思います。

それだけでなく、私には子どもがいないのですが、小さい子供がいるスタッフが、急に子どもの体調不良で休まなくてはいけない時「仕方ないよね」と言って、残されたスタッフが快く穴埋めをするのです。このおおらかさがヘリオス会病院の職場としての魅力なんです。

ヘリオス会病院の職員は250名ぐらいですけど、このぐらいの規模だと、働く人全員の名前は無理でも、顔はわかって、どこの部署の人かもわかります。それに何となく一人一人の状況もわかるので、融通がきいたり、協力体制が整いやすいのかもしれませんね。

最近は、電子カルテを導入する病院も多いと思いますが、当病院では、まだ手書きです。電子カルテに慣れている知人に「面倒ではない？」と聞かれたことがありますが、そんな風に感じたことは一度もありません。今で表現するならガラ系でしょうか？

患者さんのご家族のなかには、「パソコンを使っている病院は、回診を受けても、パソコンとしゃべっているように感じた」とおっしゃる方がいました。検温表に体温を手書きで記入する姿に、懐かしさとか、温かみを感じていらっしゃるのでしたら、それはうれしいことです。なんでも最新がいいという事を考えさせられます。

経管栄養から経口摂取へ

転院してくる患者さんのなかには、胃ろうの方も結構いらっしゃいます。「経口摂取は困難」と言われて転院されてくるのですが、患者さんの状態に合わせて、リハビリスタッフが中心なって、経口摂取を試みるようにしています。

病棟では、リハビリスタッフが食事やおやつの時に、病棟に来て、飲みこみ具合を確認しながら、食べさせたりすることはありますが、基本的に食事の介助をするのは病棟担当のスタッフです。

口から食べられるようになると、少しずつ量を増やしていくのですが、「なんで前の病院はやらなかったんだろう」と思うぐらい、ヘリオス会病院にきてから、再び経口摂取できるまでに回復する患者さんが結構いらっしゃいます。多分、うちはリハビリスタッフが充実していることと、手のかけ方が手厚いのではないかと思います。

口から食べられるようになると、健康状態もぐっとよくなります。それは、口から食べられる効果だけでなく、栄養チューブを入れていると勝手に外さないようにとはめているグローブを取ることで、動きを制限されるストレスがなくなることも影響しているだろうと思います。

口から食べられるようになると、ご家族の方も喜ばれて、感謝してくださいます。

以前、転院してきた経口摂取ができるようになった患者さんのご家族が、「ヘリオス会病院に来て、こうやって口からご飯を食べられるようになって、もし具合が悪くなっても、お父さんは本望ですよ」と言ってくださったことが、とても印象に残っています。

お声掛けで患者さんの容体確認

入院患者さんは高齢の方が多く耳の遠い方もいるので、声がけには注意をしています。耳元で単にゆっくりと大きい声を出せば聞こえるというわけではなく、少し低めの声のほうが聞き取りやすかったりするので、相手に合わせて、声の大きさを変えたり、聞こえるほうの耳のほうでお話ししたりします。

また、目が見えにくくなっている人には肩をトントンと叩いてからお話ししたり、声をかけても反応がうすくて、聞こえているのかわからない方もいますが、どんな方にもお声掛けはするのが基本です。

認知症の人などは、「今日の調子はどうですか?」と問いかけても、予想もしない答えが返ってきたりして、会話にならない場合もあります。

例えば、隣のベッドをみて「そこに家のお父さんが寝ているでしょう」と言ったりする方には、お父さんがいる・いないについては触れることはなく、家にいると思っていることについては訂正して、ここが病院だということはお話しするようにしています。私が言ったことを理解しているかよくわからないことも多いですが、受け答えができるぐらい元気だということが分かれば、それで十分だと思っています。

ご家族の方に安心していただくために

ご家族の方とお話しするときは、安心していただけるようにということを心掛けています。

熱があると具合が悪いと思っているご家族はわりと多いので、お見舞いに来られている時に検温したときも、検温後にこられたときも、「今、何度ですよ」「今日は何度でしたよ」「このぐらいの体温でしたら大丈夫ですよ」と、聞かれる前にお伝えするようにしています。

最近は、医療ミスなど医療事故のニュースをよく耳にするようになって、患者さんのご家族もその辺はシビアにみていらっしゃると感じます。ですから、相手に合わせてというわけではないですが、言葉遣いや対応の仕方には、以前よりも注意するようになりました。

クレームを言われてもこちらも嫌な思いをするだけですし、私たちの対応の仕方で、病院の印象が変わるかもしれませんから、責任は大きいですよね。

出勤して、その日1日、事故や大きなミスもなく、患者さんの急変もなく終えるとほっとしますし、毎日そうでありたいと願っています。

職場の雰囲気は院長先生の人柄を反映

私は、定年までここで頑張ろうと思って再入職しました。もちろん、ほかの職場を経験することは、自分の成長にはいいことだと思います。刺激を得たり、新しい知識を学ぶことができますから。でも、私は再入職するまでの経験で十分かなと思ったのです。そう思えたのは、ヘリオス会病院の働きやすさです。

職員同士の仲がよくて、職場の雰囲気もよいのは、院長先生の人柄からきているのかなと思っています。

院長先生は、ぱっと見、無口で怖い印象を受けるかもしれません。確かに、「いいよ」とか「何とかしろよ」とかつっけんどんな言い方をしますが、優しいところがあります。

以前、担当病棟で患者さんが亡くなっていろいろあったときに、院長先生が私宛に電話をくれたことがありました。「今日は大変だったな」って。短い電話でしたが、わかってくれているんだと、ほっとしたのを覚えています。大きな規模の病院では、患者さんが亡くなったからと、院長先生がわざわざ担当スタッフに電話をかけてくることはまずないと思います。スタッフのことをよく見て、気にかけてくれているのだと思います。

患者さんのこともいつも頭にあるみたいで、ほとんどご自宅に帰らず、病院で寝泊まりすることも多くて、早朝に一人で病室を回って、患者さんに声をかけたり、一人回診されています。

この院長先生の元、もうカウントダウンに入っている定年まで精一杯働いて、そこから先も、もし必要とされるのであれば働きたいなと思います。

徹底したケアで、患者さんの生活を支える

「俺が手を貸してあげるから」

学校卒業後、アパレル関連の会社に勤めたり、派遣社員として働いていましたが、25歳ぐらいの頃、できれば一生働きたいなと考えていました。家庭をもっても仕事を続けるなら資格を取ったほうがよいと考えて、美容師か看護師かと悩み、母が家で介護をしていたこともあって、その助けにもなるかなと思い看護師にしました。

ヘリオス会病院が実習病院だったこともあって、9月に看護助手として入職して、翌年の4月から准看護学校に通い始めました。

働きながらの学生時代は、悩んでいたりすると先輩が声をかけてくれて、よい資料を教えてくれたり、試験前もたくさんアドバイスをもらい、師長さんも気にかけてくださって、「どうなの?」とたびたび聞いてくださいました。

今年も何名かが看護学校に通い始めていますが、若い人を最後まで面倒を見て育てる、見捨てないというのが、ヘリオスの伝統になっていると思います。

准看護師になって、できる仕事が増えるというのはうれしい半面、不安になるときもありました。業務の中でもう「できない」ということは言えないです。

例えば、採血や点滴とか、最初はやっぱりなかなかできませんでした。20代の血管と年配の人の血管では硬さが違ったりして難しくなります。今でもはっきり覚えていますが、あるとき、点滴をうまくさせなくて「すみません」と謝ると、患者さんが「頑張れよ！」と言ってくれただけでなく、「俺が手を貸してあげるから」と言ってくれたんです。こうした患者さんがいて実務の経験を積んで、今の技術が身についてきたというのがあります。

立場に関係なくみんなで話し合うことで良い案が生まれる

正看護師になったのは7年前。国家試験を受けたときには、おなかに赤ちゃんがいたので、資格取得後すぐに産休に入って、復帰してからは療養病棟で働いています。現在担当するE・F病棟は、E病棟21名、F病棟22名で、43名の患者さんがいます。

カンファレンスは週1回で、3週はリハビリスタッフと当日勤務の病棟スタッフ全員、

1週は病棟スタッフだけでというサイクルで行っています。

リハビリのスタッフが参加する3回のカンファレンスで、必ず最低1回は検討するように43名の患者さんが振り分けられますが、私たちのほうで気になる患者さんがいれば、その都度意見を求めたりします。病棟スタッフだけのカンファレンスでは、「○○さん、車いす乗車の時間をもう少し長くしてみる？」「きつそうかな」とざっくばらんに話しあい、その結果をリハビリスタッフに知らせて、検討などしています。

カンファレンスやそのほかのミーティングの場合でも、先輩・後輩、師長さんや看護師、助手さんという立場に関係なく意見を出し合い、一番いい方法を決めていくようにしています。なんでも言い合えるのは、看護助手から看護師になった人がいて、どちらの仕事のことも気持ちもわかるというのもあると思いますし、看護助手さんとしてキャリアを積んでいる方がいるというのも大きいと思います。それに、看護助手さんの目線で「どう思いますか」と言われる意見が、私たち看護師では気づかないところだったりするので、みんなで話し合うことのほうが、よい案が生まれてきます。

皮膚状態が極端に悪い患者さんゼロ

ヘリオス会病院は、入院されている患者さんの生活ケアに力を入れています。入浴は必ず週に2回、口腔ケアは寝たきりの患者さんでも安心して使えるブラッシング中に水分や汚れを吸引する吸引歯ブラシを使って丁寧に行い、男性の患者さんには毎朝ひげそりをします。

ですので、治療のためほかの病院に入院して、戻ってきた患者さんに、「早くひげそってよ」「向こうではそってくれなかったから」とか、「早くお風呂に入りたかったよ」と言われることがあります。さらに、ご家族からも「徹底しているよね」「きれいにしていただいて」という言葉をかけていただくことがあり、清潔ケアをしっかりやっているところは、ヘリオスの魅力だと思います。

さらに、おむつは布製で、おむつの交換回数も多いほうだと思います。おむつ交換はだいたい看護師と看護助手がペアでやらせていただいていて、このとき皮膚の状態もわかるので、例えば冬にカサカサ状態になっていれば、毎回交換が終わったときにワセリンなどの保湿剤を塗らせていただくといった処置を行います。おむつの交換回数が多いことと、布おむつを使用していることや入浴も関係しているかもしれませんが、かぶれたり、皮膚状態が極端に悪かったりするトラブルを抱える患者さんはいません。

また、亡くなられるときには体を清め、簡単な化粧をさせていただくのですが、このために、納棺師の講習を受けた看護師が講師となって、院内で勉強会を開いています。

わかりやすい説明と信頼関係が大切

ご家族や患者さんに治療やケアについて、どう話せばわかりやすいか、どんな言葉を使えばよいかは、よく考えていることです。

例えば、タンの吸引は、感染を予防し、呼吸を楽にするために行う、患者さんのために必要なケアの一つです。でも、辛そうに見えるので、ご家族の方から「ちょっと痛がっているみたいですけど」と言われてしまうことがあります。長く入院している方の家族であれば、簡単な説明でも、だいたいの人が「そうだよね」と理解してくれます。ところが、入院されたばかりのご家族には、丁寧な説明が必要なこともあります。理解していただくためには、説明の仕方はもちろん、信頼関係も大切で、日ごろからちゃんとコミュニケーションをとるようにと心掛けています。

看護師として働く以上、患者さんの状態を知るためにも大事な、おむつ交換や入浴などの生活ケアはやっていきたいと思います。そうなると体力勝負ということになるので、できるだけ働き続けたいと思っています。

しっかり知識と技術を身に付けていきたい

合格に向けて病院全体で応援してくれました

高校を卒業後、歯科助手として働いていた20歳のとき、資格がほしいと思っていました。それを知ったヘリオス会病院で働いている友人が、「ここなら働きながら学校に行けて、資格も取れるよ」と誘ってくれたので転職しました。

看護助手として2年間働いて、病院の推薦を受けて准看護学校に入学。もともと勉強が苦手で、仕事との両立が大変で、先輩に分からないところを聞いたりしていたのですが、試験前に受けた模擬試験で、C判定だったんです。

この年は、私を含めて3人受験者がいて、このままだと落ちるかもしれないとなって、先輩方が勉強会を開いて教えてくれました。それだけでなく、院長先生も3人分の試験に必要な資料を作って、勉強会をしてくださったりするなど、病院全体で応援してくださました。

私自身も問題集をひたすら解いて、試験までの期間のことはあまりよく覚えていないぐらい必死で勉強しました。おかげで、試験に合格することができました。

看護学校でほかの病院で働いている人と話すと、ここまでしてくれるところはないみたいで、それに、看護師さんとあまり喋らないとも言っていました。ヘリオスは年齢に関係なくコミュニケーションがとれ、スタッフ同士の関係が良好だと思います。

精神的に大変だけどやりがいを感じています

准看護師になって最初の1年はD病棟で、2年目からA病棟にいます。出勤する日によって部屋持ちかフリー業務になり、バイタルサイン測定や日常生活援助などいろいろ行います。大変だけどやりがいもあります。

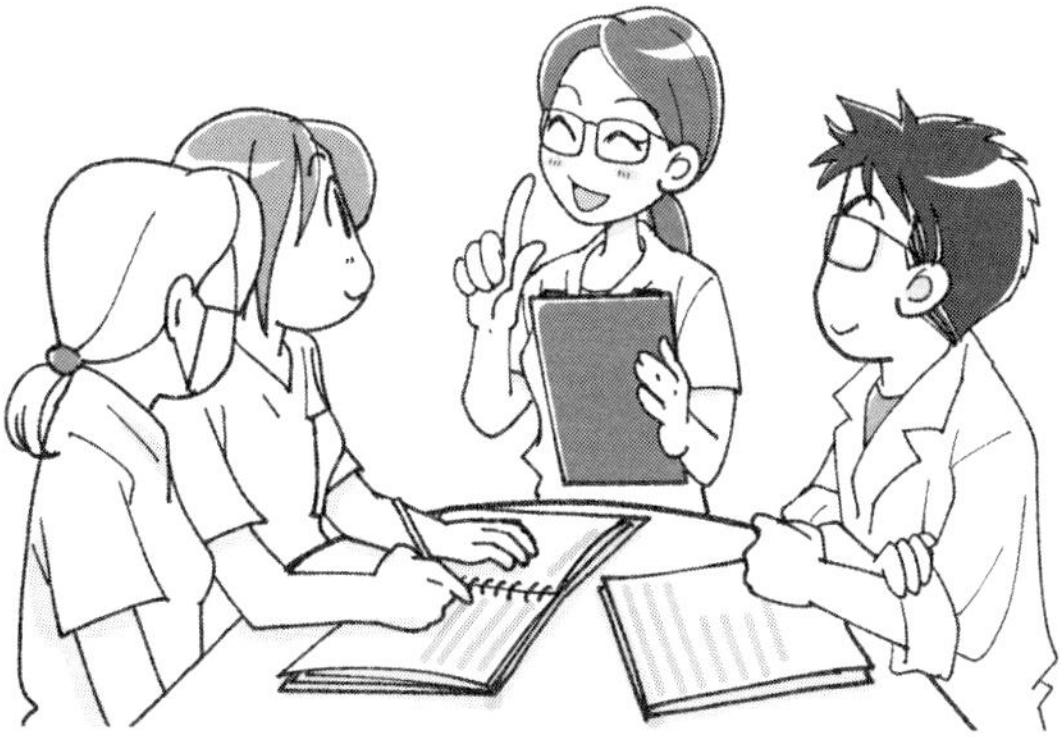

最近リーダー業務を行い、先生やスタッフ間との連携、患者さんだけでなくご家族との関わりも増え、先輩に教わりながら少しずつ学んでいるところです。

また、「スタッフ間の報（報告）・連（連絡）・相（相談）を大切に」「患者さんには、なるべく専門用語を使わないで分かりやすく説明する」は、以前から注意していたことですが、准看護師になって、患者さんのご家族と話すことも増えたので、前よりももっと気を付けるようにしています。

でも、患者さんやご家族への説明は、まだうまくできないことがあるので、先輩に代わってもらうことも結構あります。

いまだに緊張する夜勤での電話応対

夜勤は月に何回かありますが、いつもドキッとさせられるのが外線電話の応対です。A病棟の夜勤でフリー業務になると、電話応対の担当にもなるんです。

救急隊からの連絡は、先生に内容を話して受け入れかお断りするかを判断してもらい、それを伝えるという流れになります。

個人の方からの連絡も救急隊と流れは一緒なのですが、専門用語を使わないで案内するのが難しいです。できるだけ意思疎通ができるように話すのですが、電話だとお互いの顔が見えないので、いまだに緊張します。

まだまだ勉強が足りないと感じることが多く、とにかくしっかり知識と技術を身に付けていきたいと思っています。

1日の始まりは挨拶で決まる

人の役に立つ、安定した仕事

この仕事に就くにあたって、人とかかわり人の役に立つ仕事ができそうだと思ったからです。

2018年に退職する直前まで、セッシ（ピンセット）やチューブ類などの医療材料の在庫管理、滅菌を行なう中央材料室とD病棟の担当でした。今は再雇用でパート勤務になって、週3日働いています。

ご家族が安心できるように接する

仕事を覚えていくうえで苦労したのは、専門用語です。病名や聞きなれない医療用語を言われてもわからなくて、看護師さんに「それは何ですか」と聞いたり、辞書で調べたりして覚えました。

中央材料室の担当になったときは、看護師さんに「○○お願い」と言われたときに「はい！」ってすぐ出せるように、医療材料の名前を必死で覚えました。

患者さんのご家族とどう接すればよいかについても、挨拶一つとっても、会社勤めのように、「お疲れ様」「ご苦労様」とご家族に言うのもなんかおかしいだろうと思って、最初は悩みました。今でも、気は使いますね。

ご家族は、その日の症状のことを知りたくて、そばにいるスタッフに何でも聞いてくる方がいます。「今日の調子はどうですか」とか「熱はありますか」とか聞いてくるご家族に対しては、「看護師さんに聞いてきます」と答えて、看護師さんに確認して伝えるようにしています。医療行為ができない立場で、安易に患者さんの状態のことを言ってはいけないと思いますし、「ちょっとわかりません」というのは不親切ですし、ご家族が安心されるように心がけています。

「この人、しゃべるの！」

患者さんのお世話をするときは、まずお顔を見て、今日の体調はどうかということに気を配ります。拘縮している患者さんが多いので、衣服を脱がせたり着せたりするときやおむつ交換のときは、骨折とか皮膚の表皮剥離をしないように注意をしながら行います。そこでも、もし何か気づきがあったときは看護師さんに報告します。

患者さんへのお声掛けも必ず行います。ベッドわきであいさつすると、目だけが動く患者さんが、瞼を閉じて挨拶を返してくれたりします。入浴のときに「何か歌ってみませんか」と言うと、歌う方は大概昔の歌を歌いますが、中には英語の歌をフルバージョンで歌われて、びっくりしたこともありました。昔先生をされていた人は「先生！」と声をかけるとシャキッとする方もいました。だから、おむつ交換や入浴のときやお世話するときは、会話する、会話ができなければ話しかけることを大切にしています。

また、担当病棟以外の病棟に応援で入ることもあって、D病棟担当だったときには、応援でBC病棟に行く事がありました。BC病棟にはD病棟から移った患者さんが多いので、「覚えているよ」と声をかけてくださる方もいます。

あるとき、いつものようにBC病棟に応援にいくと、声をかけてくる患者さんがいて、その3か月ぐらい前にD病棟からBC病棟に移った方でした。そしたら、ほかの人が、「この人、しゃべるの！」って驚いたんです。きっと新しい環境になかなかなじめなかったのでしょう。このときは本当に感動でした。

毎日初心に戻って仕事に向き合う

病棟に、新しく入職してきた看護助手は、毎日交代するリーダー役の看護助手について仕事を教わります。そうすると、いろいろな人がリーダーとして教えていくので、一人に負担がかかることもありません。新人も早い段階からいろいろな人とコミュニケーションをとれるので、双方にメリットがあると思います。

また、医療や介助の方法などを学ぶ看護助手向けの勉強会が、月1回ぐらいのペースであります。看護師さんが講師になって、拘縮についての基礎知識や着脱の方法や移乗の仕方、注意点などを学びます。まったくこうした知識をもたない新人はもちろん、参加できる人は全員参加するようになります。わかったつもりでいる「慣れ」は事故にもつながりかねません。それに頭でわかっていても、患者さんの状態はそれぞれ違い、ベテランだから簡単ということはないので、毎日初心に戻って仕事に向き合うようにしています。

あと、心がけているのは挨拶です。1日の始まりに挨拶で決まると思っていて、「おはよう」と言って元気な返事が返ってくると、気分良くスタートできますよね。だから、率先して挨拶するようにしています。

あともう少し、感謝の気持ちで

職場としての魅力は、看護師と看護助手のコミュニケーションの取りやすさでしょうか。申し送りのときに、わからないことを聞いたり、仕事中に質問もします。命にかかわる仕事なので、コミュニケーションの良さは魅力でもあり、重要なことだと思います。

病院にはいろいろな委員会があるなかで、私は忘年会や納涼会などのイベントを企画するレクリエーション委員会に所属しています。会場や送迎バスの手配、当日の進行役も委員が行います。できるだけ参加していただけるように声をかけ、病棟対抗合戦とか、親睦を深められ、盛り上がるようなプログラムを考えます。「楽しかったよ」と言ってもらえると苦労も忘れてしまいますね。

実を言うと、定年を間近にしてけがをして5か月ちょっとお休みをいただいていたんです。このまま仕事を辞めることになるのか、続けるのか悩んでいたときに、「戻ってきませんか」と声をかけていただき、それで決断し復帰しました。そしたら、皆さんが「お帰り！」と言ってくださり、とてもうれしく思いました。まだ、完全に治っていなくて、患者さんの移乗とか、重たいものをもったりできないんですけど、皆さんが快く助けてくださって、戻ってきてよかったと思っています。あともう少し、感謝の気持ちで働かせていただこうと思います。

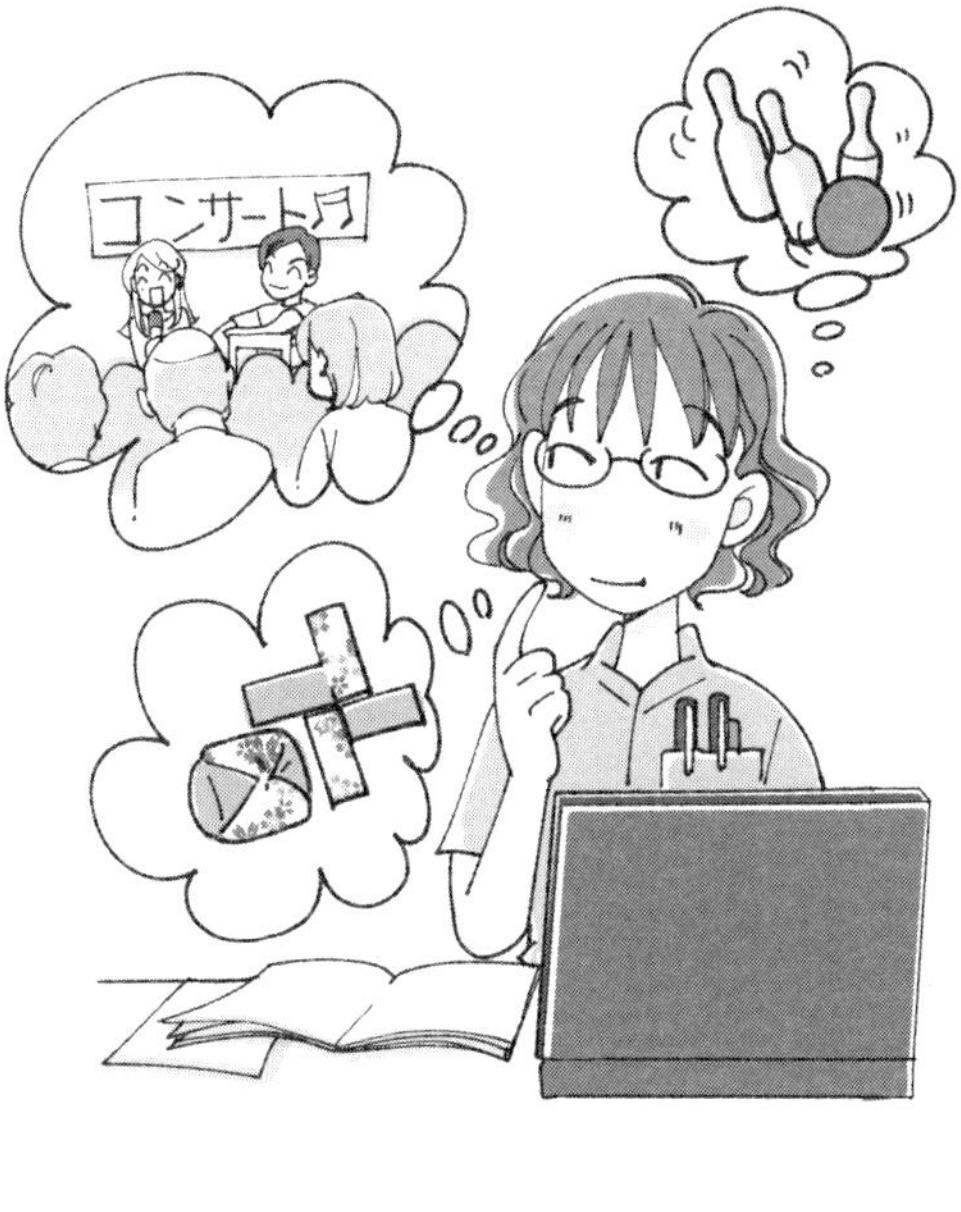

「ありがとう」の言葉で明るい職場に

少しでも看護師さんの助けになるように

仕事を探していたときに知り合いから紹介を受けて、20代でヘリオス会病院に来ました。それまでは工場などでバイトをしていましたので、正職員になったのも、病院に勤めるのもこちらが初めてでした。

看護助手の主な仕事は、入浴介助や食事の手伝い、おむつの交換、体位交換や清掃などの環境整備です。私たちは医療行為はできないので、患者さんの容態の急変とかがあれば、看護師さんと一緒に行って、看護師さんの少しでも助けになるように、必要なものを持ってきたり、シーツを用意してベッドメイキングしたりします。

慣れるまで大変でしたが、介助の仕方は、リハビリの方が、年に数回、職員向けに開催してくれる体の負担にならない介助の方法などの勉強会に参加したり、先輩に教わりながら覚えました。また、先輩からは、申し送りややるべきことをメモすることも教わり、今でも続けています。特に、今担当しているA病棟は、毎日のように入院患者さんが変わりますので、今日の退院は何時ごろか、入院患者さんが何人といったメモは欠かせません。時間に追われてやり残しがないように、看護師さんに迷惑をかけないようにしています。

驚くほどの回復をみせた女性

入院される患者さんは、この20年で随分変わりました。10年ぐらい前までは、ご自身で歩ける方もいて、認知症で勝手に外に出てしまう方がいたときは扉にカギを閉めさせていただいたときもありました。車いすの方も自ら足でこいで移動するような元気な方が多くいらっしゃいました。今は、車いすの移動も介助が必要な方がほとんどです。こんなに変化したのは、医療や福祉の制度が変わったんだと思うんです。

退院されてご自宅や施設に行かれる方が大勢いるなかで、飛び切り印象に残っている患者さんがいます。その方は60過ぎぐらいの女性で、最初にお会いしたときは、車いすに座っているだけで、自分でお食事もできなくて、言葉もうまく話せない状態で、車いすにのっているときは、鈴を振って人を呼んでいました。

この方は、毎日のリハビリに熱心に取り組まれて、みるみるうちに車椅子をご自身でこいで移動されるようになり、杖をついて歩くリハビリが始まったら、ちょっと空いた時間に、お一人でフロアを歩いて1周されていました。そのうち、ご飯も自分で召し上がり、トイレも自分で行かれるようになって、退院されるときは、杖歩行になっていました。しかも、杖をステッキのように振り回されて、杖にあまり頼らず歩いていたので、すごいなと思いました。先生もここまで回復するとは思っていなかったようでした。

元気になられてから、いろいろお話するようになって、「一人暮らしなので、元気になって1人でやっていかないといけないの」とおっしゃっていました。お子さんもよくお見舞いに来ていましたけど、一人暮らしを続けようと思われたのが、モチベーションだったのかと思います。

「ここに来て良かった！」

私が入職してまもなくして東館が建ちました。病院とは思えないおしゃれな建物で、ホテルと間違えた人もいらっしゃるぐらいでした。お風呂場も素敵で、少しでも立てる方は、介助をしながらお風呂に入っています。ですけど、お風呂に手すりがないものですから、

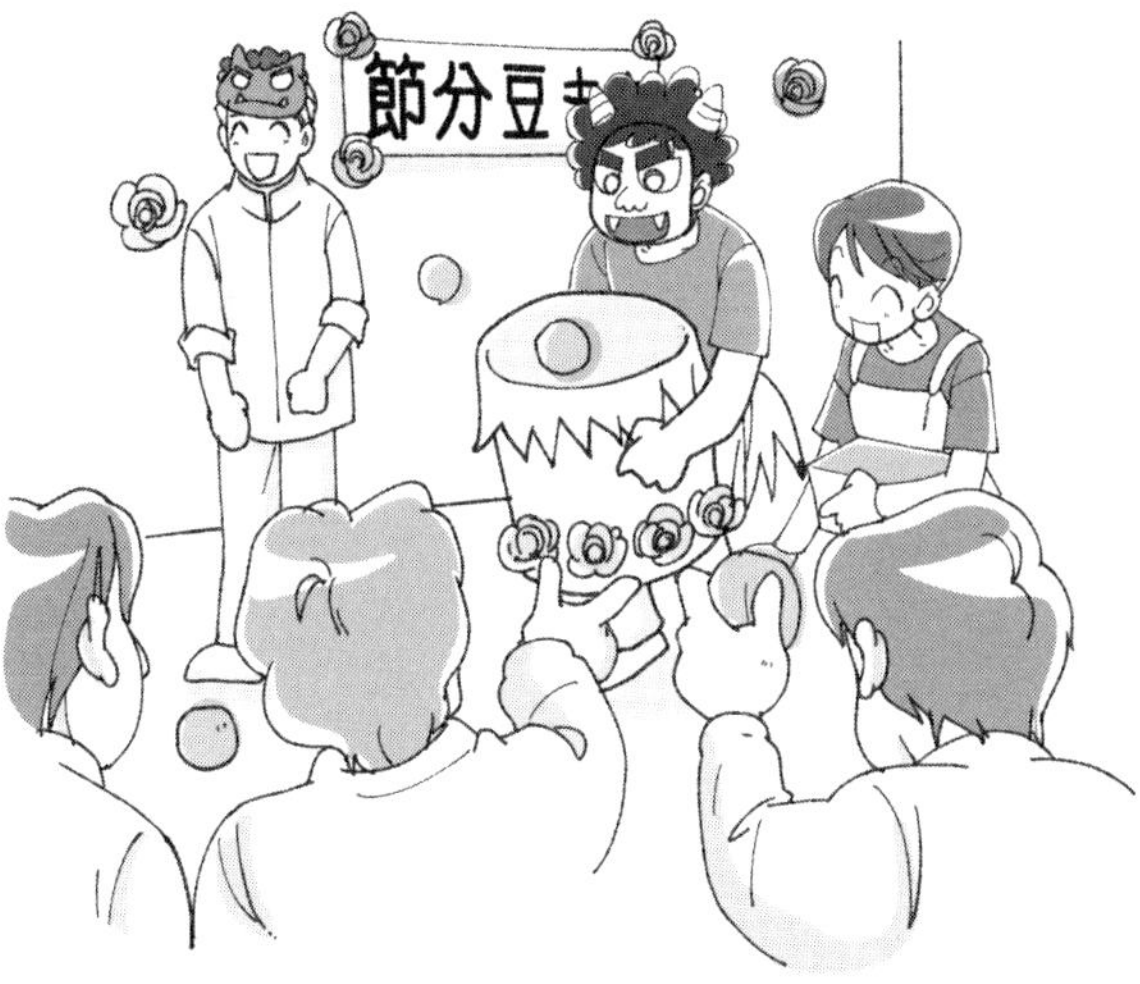

患者さんは不安定ですし、介助する側も転ばないようにかなり神経を使います。でも、患者さんは、週2回のお風呂を本当に楽しみされていて、「もっと長くつかりたい」とおっしゃいます。

　東館の2階では、1年ぐらい前から、職員対象のカフェを月1回ひらくようになりました。時間は12：30ぐらいから13：40ぐらいまでで、カップは自分で持参するのですが、皆さんコーヒーを飲みながら、一人でくつろいだり、違う部署の人とお話したりして過ごされています。

　もともとは、名誉師長さんが「癒しの時間を」とおっしゃって提案されたんです。私も所属するレクリエーション委員会のメンバーがスタッフとなって交代で運営しています。多いときは40人以上の方がいらっしゃって、「すごいね」と師長さんがおっしゃっていました。

レクリエーション委員会の主な仕事は、行田の古墳群で花見をしたり、節分のときにボランティアの方も参加いただいて豆まきをしたり、患者さん参加の行事の企画・運営です。でも、最近は元気な患者さんが少なくなり、写真を写すにもご本人やご家族の許可が必要など様々なことで、こうした行事は少なくなっています。患者さんが喜んでくださるなら、頑張れるので、またできたらとは思います。

入院患者さんには、「ここに来て良かった」ということはよく言われます。先日も「皆さん優しく話しかけてくれるので来て良かったですよ」という声がありました。そう言っていただけるのはうれしいですし、患者さんには満足していただけているのかなと思います。

笑顔で接すると笑顔を返してくれます

心がけているのは、笑顔です。患者さんに話しかけるときは笑顔でゆっくりしゃべるようにして、緊張をほぐすようにしています。入院される方は、初めて会う私たちのことをどんな人だろうと見ていますが、にこやかに笑顔で接すると笑顔を返してくれます。長く入院されている方も、笑顔で接するほうが、患者さんからの対応もよく、どんなに気分が悪い方も、怒って機嫌の悪い方も応えてくださいます。

今は、患者さんやご家族とすれ違うときでも挨拶をしたり、私は挨拶のあとに「お天気ですね」と時候のあいさつをするようにしています。職員同士も笑顔で接するようになって、「ありがとう」と言うようになりました。だけど、入った頃は違っていて、「ありがとう」という言葉もあまりなかったんです。

変化しだしたのは、クレドという行動目標が作られてからだと思います。何回か文章が変わったんですけど、『「ありがとう」のあふれる病院にしましょう』というのが加わって、最近はあまりやっていないような気がしますけど、毎週の全体朝礼で唱和していました。そのなかで、院長先生のお考えが浸透してきて、雰囲気が変わってきたと感じます。職場が明るくなりました。

仕事と子育ての両立がしやすいのが魅力

チームワークがよくてすんなり馴染めました

私は2018年1月の入職でまだ日が浅く、ようやく1年間の流れが見えてきたばかりです。

こちらに来る前は、介護初任者研修の資格を取って、障害者施設で派遣社員として働いていました。仕事は楽しかったのですが、転職したのは正社員として働きたかったから。病院勤務にしたのは、医療知識を身につけたいというのが理由です。ヘリオス会病院は、実働時間が短くて派遣のときと同じなので、仕事と子育ての両立がしやすいと思って入職しました。

病院勤務は初めてでしたから、きっと福祉施設よりもピリピリしているんだろうなとか、看護師さんと看護助手の関係ってどんなんだろうとか、いろいろ想像して最初は不安しかありませんでした。だから、初日はものすごく緊張していて、何をしたか全く覚えていないんです。ただ、想像と違って看護助手同士はもちろん、看護師さんと看護助手も仲がよくて、分からないことも聞きやすく、働きやすい環境だなというのが職場の第一印象でした。

勤務は、早番、日勤、遅番、夜勤の4体制があって、それぞれの生活に合わせて選べるので、私は早番と日勤だけにしてもらっています。日勤は9時から17時までで残業もないので、子どもたちのお迎えにも十分間に合います。

1か月のシフトを決めるときも、学校や保育園の行事に参加できるように休みを取らせてもらっているので、休みが取れずに困ったこともありません。

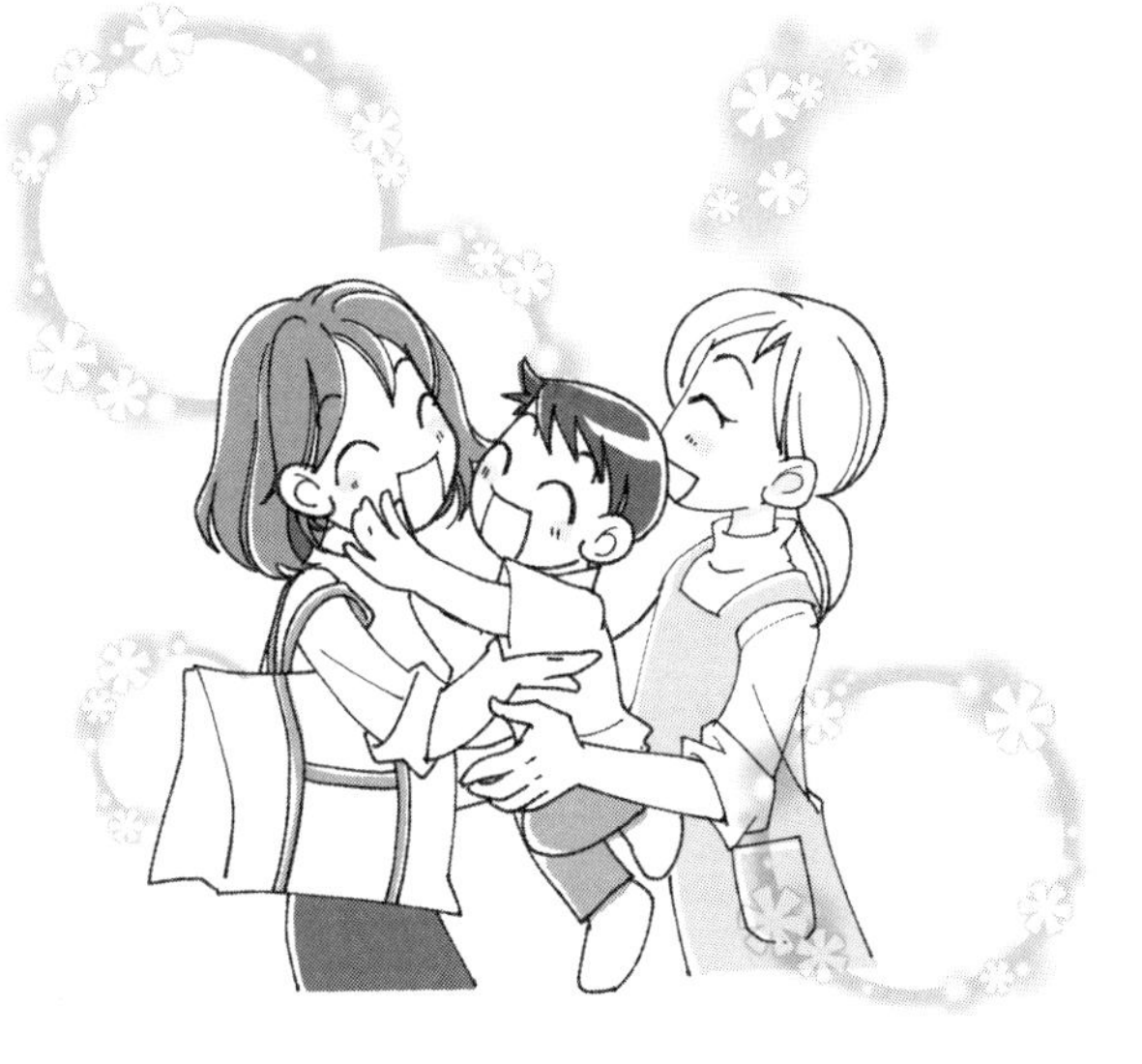

未就学児がいると年間5日間の看護休暇がもらえるのも魅力的だと思いました。

それに、職場に子育て中の人も結構いて、お互いにお互いの大変さがわかるので、その辺でも働きやすいと感じています。

仕事は患者さんが日々を過ごすためのお手伝い

病棟の平日勤務は、朝礼から始まります。連絡事項と申し送りが中心で、一日のスタートとして気を引き締めて聞いています。

看護助手の仕事は、食事介助、入浴介助、排せつ介助、おむつ交換、体位交換、シーツ交換、あとは環境整備などの病棟内の清掃。それに、爪切りなどの整容などで、医療行為を除いた、患者さんが日々を過ごすためのお手伝いは全部になります。

その日にやるべき仕事を皆で分担し、協力しながら行っています。そのため、病棟はわりと会話が飛び交っていると思います。常に体を動かしている仕事なのであっという間に1日が過ぎていきます。

同じ介助でも前の職場と違う難しさ

食事は、経管栄養の患者さんが多いのですが、口から食事ができる患者さんは、朝と晩はベッドで、昼は車いすでカフェテリアにお連れして、食事の介助をしています。

入浴は、必ず二人で洗体をし、皆で協力しながら行っています。患者さんのうち椅子に座って入ることができるのは数名で、あとは、ストレッチャーで浴室にお連れして機械浴になります。

以前、ストレッチャーに乗せてもらった経験があるんですけど、ゆっくり動かしてもらっても、思っていた以上に怖かったんです。だからなるべくゆっくり移動するようにしています。

桜の時期の天気の良い日に、患者さんをお散歩に連れて行ったりしたこともありました。病院でもそんなお世話しているのがちょっと意外でしたが、患者さん、特に長く入院している患者さんにとってはよい刺激ですよね。

骨折や拘縮されている方など前の職場とは身体状態が違う人が多いので、着替えやおむつ交換のときは特に気を使います。

また、前の職場には身体障害、精神障害、知的障害の方が入所されていたので、中には、会話が難しい人もいましたが、今の病棟は意思の疎通が難しい方が多いので、何を訴えているのか理解するのが大変です。表情などから読み取るしかなくて、1年を過ぎて入職当時よりはわかるようになってきましたが、まだまだ分からないときがたくさんあります。

まだまだ学びの日々です

こちらにきて初めて経験した中の一つに亡くなられた方にお化粧をして、身支度をする「エンゼルケア」があります。今後病院で働いていれば、人が亡くなる場に遭遇することはあるでしょうけど、てきぱきと、それでいて心を込めて送る仕事ぶりが印象に残っています。

比較的長期で入院されている方ばかりのためなのか、家族の方を中心に面会の方が多いという感じがしています。中には、毎日来られている方もいて、顔を覚えてくださり、挨拶をしてくださる方もいます。やはり、ご家族や患者さんに覚えてもらって、声をかけていただくとうれしいですね。

今は学ぶことがたくさんあって、毎日頑張っているところです。

「一人にしないから頑張って」と励まされて

最優先を見極め、スピーディーに対応

ここに来る前は、別の病院のリハビリテーション科で助手をしていたのですが、休みがなかなか取れなかったので転職先を探していました。そんな時、ヘリオス会病院の職員募集を知って、病院に通勤用バスがあることが魅力で応募しました。募集職種は薬局の助手でしたが、面接のときにはすでにそちらは決まっていたらしく、「病棟のクラークが一人退職するので、どうですか」と聞かれました。それで、「私にできるような仕事であればお願いします」と答え、クラークとして採用になったんです。

クラークの業務は、病院内の仕事がスムーズに進むように、看護師さんが働きやすいようにするために必要な事務や庶務的な仕事全般になります。病棟内の整理整頓、物品の補充・整理、退院時の書類など様々な書類の作成や、入退院のカルテの整理、伝票の整理や

部署間の受け渡し、コピーなど、細々としたいろいろなことです。気を付けているのは、様々な業務のなかで、何が急ぎなのかを見極めて最優先で進めることと、スピーディーに対応して待たせないようにすることです。

お互い様の心で

私は入職して10年ですが、最初はA病棟に入職となり、次にBC病棟、現在はD病棟担当になっています。D病棟は一般病棟ですが、入院時に人工呼吸器をつけている人がいたりと、重篤な患者さんが多くて入院期間も長くなる傾向にあります。

現在、クラーク3名で病棟を担当していて、D病棟に1人、BC病棟に1人、EF病棟に1人配置されています。このうちE・F病棟のクラークさんはベテランの方で、午前だけの半日勤務になっています。

お休みは、クラークは事務扱いなので、基本は日曜祝日がお休みで、そのほかに4週8休になるように調整して休日をとります。休日を決める際には、クラーク3人が同時に休まないように、クラーク同士で連携をして休みをとるようにしています。2人がお休みした日は、1人で全部の病棟を回ることになるので、忙しさは増しますけど、お互い様ですから。けれども私は旅行が趣味でよくまとめてお休みをいただいているので、他のクラークさんには本当に感謝しています。

業務の流れは、どの病棟でも同じようになっていますが、わからないことは、その日のリーダーや主任・師長に確認して進めることにしています。

行き届いたケアと地域密着

ヘリオス会病院の特色は、患者さんのケアが行き届いていることだろうと思います。クラークは直接患者さんに接する仕事ではありませんが、それでも「看護師さんがよくしてくれる」とか「お風呂にちゃんと入れるし、ほかの病院ではなかなか入れてもらえなかった」ということを聞きます。

あと、地域に根付いていることでしょうか。院内では、川里地域の方言で話しているのをよく耳にしますし、患者さん同士も知り合いだったりするようなんです。私は出身が東京で、結婚して埼玉に住み始めたのですが、この地域の方言は、語尾が「そうなん」とか「～だで」だったりで、わからないというほど強いなまりはありません。「なんかほっこりするなぁ」と思って聞いています。ある程度年配の看護師さんも、方言をしゃべることがあって、お年寄りの患者さんなどは、話しやすいのではないかと思います。

あの辛さを乗り越えられたので今がある

長く勤めているといろいろありますけど、私は、入って1〜2週間ぐらいで本当に辞めようと思ったんです。定年退職するクラークさんの代わりにということで入ったんですが、その方は有給を消費する傍ら私に引継ぎをされていたので、きちんと教えてもらう時間がありませんでした。クラークの仕事は看護師さんに聞いてもわからないこともあって、そもそも忙しい看護師さんにはなかなか聞けませんし、そうなると誰に聞いていいからわからず、途方にくれてしまったんです。

それで、「辞めたい」と病棟の師長さんにお話ししたら、「一人にしないから」と言ってくださいました。さらに、松本名誉師長に師長室に招いてもらって、お茶をいただきながら、いろいろな話を聞いてもらいました。このときにも「一人にしないから頑張って」と励まされて、それで気持ちが落ち着いて頑張ろうかなって思えたんです。あの辛さを乗り越えられたので、今日まで続いているんだと思います。

今は、定年までここで働いていたいと考えています。

限られた時間で臨機応変に対応

講義が子守歌？

私は、子供の頃から何か手に職をつけたいと思っていました。様々な職業があると思いますが、「看護師」はとにかくすごく頭の良い人ではないと無理だろうなと、思っていました。

しかし、弟が入院をし、お世話になった看護師さんの出身校が同じだという事を知りました。その看護師さんと色々話をするうちに、高校卒業後、ヘリオス会病院に勤めながら学校へ通うことになりました。

准看護学校、高等看護専門学校を卒業し看護師免許を取得しました。午前中は勤務で、午後から学校に通うのですが、午後授業を受けてからの戻り勤務もありました。看護専門学校に通っていた時は、夜勤もしていたので、夜勤明けでそのまま学校にいくこともあり、そうなると授業中は起きられず……。

今思えば在学中、しっかり講義を受けていれば良かったなと思いますが、講義が子守歌代わりになり、教室ではいつのまにか居眠りをしてしまう事が多く…。先生方にはとても申し訳ないと思っています。

その結果、自業自得なのですがわからない事ばかりで試験の時はすごく大変でしたが、今ではそれもとてもよい思い出です。

アットホームな雰囲気が懐かしくて

学校卒業後は別の病院に就職しました。看護学校で学ぶうちに、循環器の疾患や看護について興味を持ち、勉強したいと思ったからです。配属されたのは循環器科ではなく呼吸器内科でしたが、すごく楽しく様々な事を学ぶことができました。

しかし、日々仕事をしている中でなんとなくヘリオス会病院のアットホームな雰囲気が懐かしくなり、再就職しました。

その後、結婚や出産などで休職していたのですが、保育園に預けられず、家庭の事情もあり、本当は看護師として仕事をしたいと思っていましたが短時間で出来る介護認定調査員や保健センターで非常勤として働いていました。
そんな時、週一回でもいいからヘリオスクリニックで仕事をしないかと声をかけていただきました。ブランクもあり不安もありましたが、看護師の仕事もしたいし週一回ならできるかもしれないと思い、それまでの仕事と掛け持ちしながら、クリニックで働き始めました。クリニック勤務をしたことにより、病院で働く楽しさを改めて実感し、他の仕事を全てやめてヘリオス会病院で働くことになりました。まだ子どもが小さかったので、負担にならないよう非常勤で勤務していましたが現在はみなさんのサポートもあり常勤となり外来勤務しています。

外来と病棟勤務の違い

外来は診察だけでなく、処置、検査、救急対応も行います。かかりつけの方や新患の方など、何か身体の異常を自覚したり、健康診断などで異常が発見され来院した場合など不安を抱えている時は緊張状態にあることも多いと思います。そのような様々な患者さんに限られた時間でアセスメントし対応していかなければならないのが病棟と外来との大きな違いです。さらに、治療する為には、患者さんだけでなく家族の協力も必要な場合があります。

病気についての不安や緊張だけでなく、時には家庭環境や仕事、経済面等も大きく関わることもあり、患者さんの背景を知ることもとても大事なことだと思います。

また、外来は入院治療が終わり退院し、経過をみながら治療を継続していく場でもあり、以前なら入院が必要であっても通院しながら輸血や抗がん剤治療を行うこともあります。

医師、看護師だけでなく他職種が関わり診療しているので、様々な患者さんの情報をみんなが共有できるようにしています。

患者さんと先生の橋渡し役

診察時は主に診察仍介助をしています。

患者さんは病状が軽い、重いなど人それぞれ違いはあっても何か異常を感じ来院しています。初診の場合は急性症状を抱えている方がほとんどです。お互いの事は全く知らない人でもその人に合った治療、検査をしていかなければなりません。そのためには短い時間内で情報収集し、診察時に情報を伝えていく必要があります。

診察中に医師に十分相談出来ない方や検査などがある場合には、診察後に患者さんにお話を伺いながら再度医師が説明したことを確認したり、検査についての詳しい説明や日程調整、服薬説明、次回の診察案内などをするように心がけ、円滑に診察をすすめられるようにしています。

外来は患者さんが日常生活の場所から治療、検査を受けにくる場所です。一人一人が少しでも不安や苦痛を緩和できるようにコミュニケーションを大事にし、患者さんと接していきたいと思います。

病院と違い生活から看る訪問看護

尊敬する母と同じ看護師に

ヘリオス会病院に入職したのが平成11年なので、勤務20年となります。母が重度心身障害児施設の看護師で職場の催しなどに小さい頃から参加していました。夜勤もしていましたし、仕事内容も想像がつきましたので大変な職業だ、看護師にはなりたくないと子どもながらに思っていました。

高校を卒業し、なりたい職業もなく、短期大学に行き一般企業に勤めましたが、一生の仕事にはならないのではと思い、1年経たずに退職。働きながら准看護学校、看護専門学校に行き看護師免許をとりました。

今、自分が看護師となり現役で働いてる母を尊敬しています。そんな母に影響を受けた弟も今年から看護師としてヘリオス会病院に勤務しています。

訪問看護は看護学校で実習したときに、やってみたいと思いました。しかし、訪問看護は看護技術、病態生理、地域のネットワークなど幅広い知識、熟練した技術が必要です。訪問するときは自分一人きりで誰にも聞くことはできません。点滴ができないので替わってくださいは通用しない。新卒の自分には無理だと思いました。

ところが、病棟勤務3年目で右手首の手術をし、この先、看護師を続けることは無理かなと考えていた時に、在宅医療部で続けてみないかと師長さんから声をかけていただきました。

介護保険制度も浸透してきた時期で、在宅医療を希望する患者さんもたくさんいましたので、看護師2名での対応となりました。

この時、一緒に仕事をさせていただいたMさんに、退院前の訪問看護の導入の仕方から自宅での看取り、看取り後の家族へのブリーフケア等、いろいろなことを教えていただきました。

点滴や酸素、人工呼吸器の管理、床ずれなどのケアはもちろんですが、手作りのケリーパッドで癌ターミナルの患者さんの洗髪を行ったり、車いすで畑に散歩に行き野菜を収穫したり、動物好きの患者さん宅にセラピー犬を連れて訪問したり、訪問看護のノウハウだけでなく、患者さん個人のその人らしさの自宅療養に合わせた看護を学びました。「こんなこともできるんだ」「こんな工夫をすれば住み慣れた自宅で療養生活が送れるんだ」と驚きの連続でした。

最期を自宅で迎えたいという気持ちに対してアドバイス

患者さんのなかには、癌末期の患者さんや難病の患者さんもいました。私も父を難病指定されている「筋萎縮性側索硬化症」で亡くしています。自宅療養と入院を繰り返し、自宅療養中に急変し、ヘリオス会病院に救急搬送して、院長先生に看取ってもらいました。

難病に対して利用できる社会資源は限られています。長期の療養生活に介護する家族は疲れてしまうのは当然のことと思われます。入院と自宅療養を繰り返し、できるだけ家族との時間を過ごすためにはレスパイト目的で入院させてくれる病院をみつけなければなりません。しかし、受け入れてくれる病院がほとんどないのが現状です。

自宅に帰りたいと思う患者さんはたくさんいますが、家族の介護状況、社会資源の利用状況、福祉用具の設置など受け入れ体制が整わない状態では退院できません。

いわゆる老老介護が多く、もちろん団塊の世代が２０２５年に後期高齢者になるのを目前にして、75歳以上の独居世帯も増加していることは、この辺りの地域にも当てはまるのが現状です。核家族で在宅療養という選択肢がなくなり、介護保険施設への入所を余儀なくされる患者さんも増えてきています。

訪問看護の勤務体制は、平日の午前9時から午後5時です。ターミナル期に入った場合、勤務時間外に患者さん宅に訪問したこともあります。看取りも可能な限りしていましたので、容体が変化したら夜勤の看護師さんに、電話が入ったら私の携帯に連絡がほしいとお願いしておきます。もちろん、ご家族からの連絡が時間内であれば、主治医の先生と一緒に伺います。

看取りについては、本人、ご家族が最期を自宅で迎えたいという気持ちに対して、安心してその時を迎えられるために介護の方法をアドバイスしました。

家族の気持ちは、単に「悲しい」というものだけではなく、怒り、被害感、不信感、罪悪感など様々です。気持ちが表出された時は、話を遮らずに聴く、自然な感情であることや気持ちを表出してよいとのメッセージになります。傾聴を行うことで家族は自分の気持ちに気付いて整理し、私たちは具体的な対応や工夫を考えることができるようになりました。

医療機関と地域の多様な社会資源とをつなぐ

現在は退院調整時、外来通院患者で訪問診療に移行したい時に相談がきます。そのような場合は、自宅近くで訪問診療を行っている医療機関を探します。主治医に診療情報提供書を作成してもらい訪問診療をお願いする診療医へ提出、診療医が検討し家族と話し合います。または、担当のケアマネージャーに情報提供することもあります。

行政がかかわらないといけないケースも少なからずありますので、担当の行政機関に相談することもありました。

退院し、訪問診療の必要性がないと判断されれば、外来通院となりますが、症状が出てくれば再入院せざるを得ない状況になります。外来では患者さんの症状や家族の介護状況をよく観察し、再入院になりそうな場合は病棟に情報を出し、スムーズな対応ができる様にしています。

残念ながら、現在は訪問看護としてのニーズがなく、在宅診療部としては活動できていない状態ですが、それでもここにとどまっているのは、職場として魅力があるからです。師長さんたちが、皆の意見を聞いてくれ検討してくれますし、子育て中の方が多いですが、私が出産前後も常勤で働き続けていられたのは、皆さんの協力があってこそだと思っています。職業を持つ母親は皆、自問自答しながら仕事と子育てを両立させています。

物心がついた子供に「お仕事辞めていつもお家に居たほうがいいかな。」と聞いたところ、少し考えて「ママは看護師さん辞めないでいいよ。」と言われました。複雑な思いがしましたが救われた気持ちになりました。

院長先生はいつも「俺は忙しい」って言いますけど、朝早くから各病棟の回診、夜勤をして、駅前のクリニックに行き、私と往診に行き、先生は休む暇がないなとスタッフ皆が思っているはずです。患者さんの診療は丁寧で的確で尊敬しています。だからほかの病院で働こうとは今は思っていないのです。

薬の情報をデータ化して一元管理

雰囲気も和やかで、迷うことなく入職

ヘリオス会病院に入って10年目になります。その前は、大学卒業後、1年ほど大手ドラッグストアに勤めていたことがあります。というのも在学中に国家試験に受からなくて働きながら勉強を続けるためでしたが、2回目も不合格で、ちょうど私の2学年下から薬学部が6年制になったこともあって、次の年に受からなければもう後はないと思い、退職して勉強に専念。合格してヘリオス会病院に入職しました。

ヘリオス会病院に入ったのは、先に国家試験に受かった大学の同級生がヘリオス会病院に勤めていて、「薬剤師を募集しているから、来ないか」と声をかけてもらったのがきっかけです。実際に見学に来てみると、年齢の近い薬剤師が多く、職場の雰囲気も和やかだったので、迷うことなく働くことを決めました。

入職後、薬局長の定年退職や、結婚などで先輩たちが次々と退職してしまい、去年の4月から薬局長になりました。一時期、薬剤師が私一人のときもありましたが、今はパートの薬剤師さん2名と事務などを担当してくれる方と4人体制で行っています。

可能な限りかみ砕いて分かりやすく

薬剤師の主な仕事は、お薬の調剤とお薬の相談・説明になります。説明は、お薬が変わったり、量が変更になった場合、患者さんが説明を受けたいと言うときはもちろんですし、注意が必要なお薬が処方されたときは出向いて行います。

患者さんやご家族にお話しするときは、できる限り専門的な言葉を使わないようにします。難しい言葉が入るとそれだけで理解しにくくなってしまうので、可能な限りかみ砕いて分かりやすい言葉でお話しするように意識しています。

適切な薬で少しでも患者さんの回復に役立ちたい

院内の薬局が管理するのは入院中の患者さんの薬が中心です。例えば、点滴は、輸液という液体のなかに必要なお薬を溶かして少しずつ体内に入るようにしていくんですが、薬剤師は先生の処方箋に沿って薬を用意し、輸液の混注は看護師さんが行います。

溶かすお薬には相性というものがあって、組み合わせてはいけない薬もあって、看護師さんが、初めてみる組み合わせだと心配になって「大丈夫ですか」と問い合わせてくることもあります。また、点滴の落とす速度なども結構質問されますね。

医療は命を預かる仕事ですから責任は重いですし、万が一でも間違ってはいけない、適切な薬を使用して、少しでも患者さんの回復に役に立てればという気持ちで仕事をしています。

ネット、院外、院内、学ぶ機会はいろいろ

薬の情報を確認したり、勉強するのは、各メーカーさんの薬剤師向けの専門サイトで行ないます。最近は、まるで予備校の受験生向け動画のように、先生の説明動画を備えているサイトもあってわかりやすくなっているんです。

そのほかには、ホテルなどで行われる企業主催の勉強会に出席したり、ドクターが知りたい薬や薬剤師が興味ある薬について、メーカーさんにお願いして院内で勉強会を開くこともあります。

「おかげで便利になった」と好評価

入職したとき薬局は話しやすい雰囲気だと思いましたが、それは病院全体、ドクターや看護師さんに対しても同じでした。院長先生というのは、すごい偉い人で、話をするなどとんでもないというイメージを持っていたんですけど、当院の院長先生は気さくに声をかけてくれますし、薬局として改善案などを提案すると、受け入れてくださることも多く、相談にものってくれます。また、ほかの部署の方々も協力的で、なかなかこんなところはないのではと思っています。すごくありがたいですね。

薬局主導で行った一番の改善は、薬の情報をデータ化して一元管理にしたことです。それまでは、患者さんが持ってきたお薬手帳をみて、今まで扱ったことのない薬や、よくわからないものがあれば、逐一調べる必要がありました。それを、データ化したことによって、鑑別表ですぐにわかるようにしたのです。患者さんに対しても薬を一覧にしてお見せして、「うちの病院だと似たようなお薬はこれらになります」とか「この薬はありますよ」というやり取りがスムーズにできるようになりました。他部署からも「おかげで便利になった」と好評価をいただいています。

患者さんがあってこその病院

「病院はつぶれないよ」のひとことから

ヘリオス会病院に入職したのは平成6年9月、3つ目の勤務先になります。1つ目が熊谷市の藤間病院で7年、次の埼玉医科大学総合医療センターには5年、そして、ヘリオス会病院に勤務して25年になります。

ヘリオス会病院の開設当時、私の先輩技師が働いていたのが縁で、時々手伝いに来ていました。その時、院長先生と知り合いました。

その後、MRIを導入するにあたり放射線科の業務が増え、退職者が出たので、現松本名誉師長からお誘いいただき、入職するに至りました。

学生の頃、放射線技師になることは全く考えにありませんでした。高校受験の時には、エンジニアになろうと思って工業高校の機械科に進みました。当時は、自動車産業や電機産業が盛んで、高校を卒業したら、すぐに働こうと思ってのことでした。ところが、就職活動を目前にして、この景気はいつまで続くのだろうと思い始めて親に相談したら、母親が「病院ならつぶれることはないよ」と。その一言で病院への就職を考えだしました。しかし、機械科の自分に何ができるんだろうと調べたら、病院の中で一番機械に関係するのがレントゲン検査でした。

その後、学校の先生に相談したら「野球部の先輩で放射線技師になった人がいるぞ」と言われ、その先輩の後を追って、高校卒業後に藤間病院で見習い助手として働きながら夜学に通い、診療放射線技師資格を取得しました。今でも、その野球部の先輩技師とのお付き合いは欠かさず続いております。

画像を読み解く難しさ

当院での放射線技師の仕事は、胸や骨などを撮る一般撮影とＣＴ、ＭＲＩ、胃のバリウム検査などです。

ヘリオス会病院は、埼玉県内でもかなり早い段階でＭＲＩを導入したので、その頃は、大学で対応しきれない患者さんをＭＲＩの検査紹介されたり、また、近隣の医療機関から

ＣＴやＭＲＩの検査対応を行ってきました。

救急にも対応してきました。まず、レントゲンやＣＴを優先し、さらに詳細に調べる必要性がでてきたらＭＲＩへと進みます。ＭＲＩは体内にペースメーカーや金属などがあると、入室できないので、事前に入念なチェックが必要となり大変気をつかいます。

各検査にあたっては、見やすい画像を提供することを心掛けています。血液検査などは数値で判断できますが、画像検査は数値で割り切れるものではなく、読み解くには、今まで勉強してきた基礎知識や、経験に左右される部分が多々あります。

医師が気づかなかったことを技師が見つけたり、その逆で、技師が気づかなかったことを医師が気づくこともあります。医師に聞かれて、明確に答えられなくて、自分の力不足に落ち込むこともありました。もっと勉強してレベルアップしていこうと思いますが、なかなか思うようにいかないもどかしさを痛感しています。


患者さんの不安や焦りを少しでも和らげられるように

我々が、こうやって仕事ができるのも患者さんが来院してくれるからで、患者さんに「良い病院だな」と思ってもらいたく、「患者さん最優先」を仕事の信条にしています。

具体的には、患者さんへの丁寧な対応や説明、そして言葉遣いなどで、寒そうにしていたら毛布を掛けるとか、検査が終わったあとも声をかける、足の不自由な方にはずっと寄り添って安全な所までお連れする、といった事です。検査をすると言われると不安になったり、焦ったりすると思うので、そうした気持ちを少しでも和らげられたらと心配りしています。

あと、ほかのスタッフが忙しそうにしていたら、積極的にお手伝いして、自分の時間を惜しまず体を動かすことを心掛けています。ちょっとした事ですが、一人でも多くの目が増えれば、それだけ患者さんの安全性も高まると思うのです。

患者さんやご家族の中には、「レントゲンやCTは放射線を使うので、被ばくは大丈夫ですか?」と心配される人もいますが、1回のレントゲンで被ばくするのは非常に少ない量ですが、CTではレントゲンの数百倍になることもあります。

患者さんには、被ばくよりも検査で得られる情報の重要性や具体的な数値などを提示し、納得のできる説明で、安心して検査を受けられるように進めていきたいと思います。

インフルエンザの調査結果を医師会で発表

院内感染委員会に所属していた時、当初は感染症についての知識はほとんどありませんでした。しかし、講習会に参加しているうちに興味がわいてきて、自分で資料を取り寄せたりして勉強するようになっていました。

ある年、1月下旬になってもインフルエンザがほとんど流行らず、2月に入ってから少しずつ患者が増えて、ピークが3月から4月という珍しいことが起こりました。

次の年、朝礼で院長先生が「去年はインフルエンザのピークが3月に入ってからというおかしなことが起こりました。その原因の一つにワクチンの早すぎる接種が考えられます。ワクチンが効かずにピークが後半に移行したのでしょう」と言われました。その時「はっ！」と思ったのです。インフルエンザの流行状況とインフルエンザワクチンの有効性について調査しようと。

そこで、インフルエンザワクチンを接種した人のうち、どのくらいの人が罹患するのだろうと調べ始めました。職員、入院患者、外来患者の罹患率、そして、流行との関係を長期にわたって地道に続けていたら、そのことを知った院長先生が、北足立郡医師会で発表しようと提案してくださったんです。一人で勝手に始めたことだったのに、そんな機会を与えてくれたことは嬉しかったですね。

発表当日は、台風が接近して大雨と大風の荒れた天気で、参加者は多くはありませんでした。そんな中、出席されていたある女性医師が「今日はあなたの演題を聞くために来たんですよ」と声を掛けてくださり、嬉しくてグッときました。いい仕事をさせてもらったと、改めて院長先生に感謝しました。

若い人を応援していきたい

多くの時間を職場で過ごしているのですから、モチベーションをもって、楽しく仕事をしたほうがいいはずです。そのためには、ある程度責任をもたせて、仕事を任せることも必要ですし、職員間の交流がもっと活発になったら、さらに楽しく充実してくるのではないでしょうか。

職員がいきいきと働いていくことが、最終的に患者さんに還元され、そして、いい病院という評価につながっていくのだと思います。

若い人が、やりがいをもって仕事に取り組めるように、できるだけ応援していきたいと思います。

制度は変わっても、目の前にいる患者さんは何も変わらない

「変わらない」ことを可能にする

理学療法士の仕事に興味をもったのは小学生のころだったと記憶しています。当時は、理学療法士という職業名は知りませんでしたが、テレビで、足を切断した男の子と女の子が学校に復帰するまでのドキュメンタリー番組をみて、リハビリの仕事をしたいと思ったのです。

夢をかなえ理学療法士になって、5年ほど神奈川県で、回復期リハビリテーション病棟や療養型病棟、訪問リハビリテーションで働きました。この経験から、私がしたいのは、長期の入院をされている方のリハビリテーションだとわかりました。

急性期や回復期の患者さんは、ご自身の回復力とリハビリによってより早く、より高い機能回復を目指します。そこに面白さとやりがいを感じている理学療法士も多いと思いま

す。でも、私は、何もしなければそのままかもしれない人、機能が低下してしまう人に、可能性を信じて何ができるか、を考え働きかけることに関心と手ごたえを感じるのです。患者さんが機能を維持できている、つまり「変わらない」ことを可能にするのもリハビリテーションなのです。

ですから、実家のある埼玉に戻るタイミングで、長期入院されている患者さんとじっくり向き合える、私にとっての理想的なヘリオス会病院に入職しました。

ヘリオスに入ってから、入院と外来のどちらのリハビリも担当し、訪問リハビリテーションも1年ぐらい経験しました。入職して1年後には副主任、その1年後には主任なったので、リハビリテーション科のスタッフのシフト管理や他部署との連絡などの業務も行っています。

リハビリテーションの計画は、回復期の方は月に1回、維持期の方は3か月に1回検討、見直して、総合実施計画書を作成、ご本人とご家族の方に説明するのが基本です。この説明は担当者が行います。

そのほかのご家族の対応は、スタッフにはできるだけ患者さんと向き合える時間をもってもらいたいので、私がでていくこともあります。特に、ご家族の方から、できるだけ多くリハビリしてほしいという要望や、どうして減ったのか、どうしてあの人みたいに積極的にやってくれないのかといった質問を受けたときですね。気持ちはわかりますが、制度上どうしようもないことで、しかも制度自体が複雑なので、ご家族への説明は、主に私と副主任の二人で行っています。

何ががんばるポイントか

リハビリテーションは機能向上という医療行為ですが、楽しく行うことは大切で、どうしたら患者さんに楽しんでもらえるか、いろいろアイデアをだして試みてきました。

院長はリハビリテーション科が提案するアイデアをだいたい快く許可してくれます。自由にやらせていただき、それでいて、困ったときには手を差し伸べてくれる、会社でいえば理想的な上司、社長です。

これまでの企画例を挙げると、作業療法室にお花を飾り、卒業証書を用意して、院長先生に授与してもらう退院するときに行う「卒業式」、退院後、外来のリハビリを続けている方のピアノコンサートなどです。コンサートを行った患者さんは、ここに入院する前からピアノを習っていました。そこで、リハビリスタッフとご家族、ご本人と話し合って、コンサートを目標にリハビリに励むことにして、コンサートは2回ぐらい開催したと思います。

　リハビリテーションは目標をもてると頑張れるのですが、中には、目標がなかなか見つからない人もいて。そういう方は、何ががんばるポイントになるか、「やる気スイッチ」はどこにあるか一生懸命探しますね。

　また、退院するとリハビリの時間は減ってしまうので、入院中に機能を最大限に引き出して、日常生活で機能低下があっても生活が維持できるようにと考えてリハビリを行っています。理想は、生活自体がリハビリになるように、特別に運動とかをしないでも退院時の状態が維持できるというようにして終わらせられること。そこにできるだけ近づくように日々尽力していま

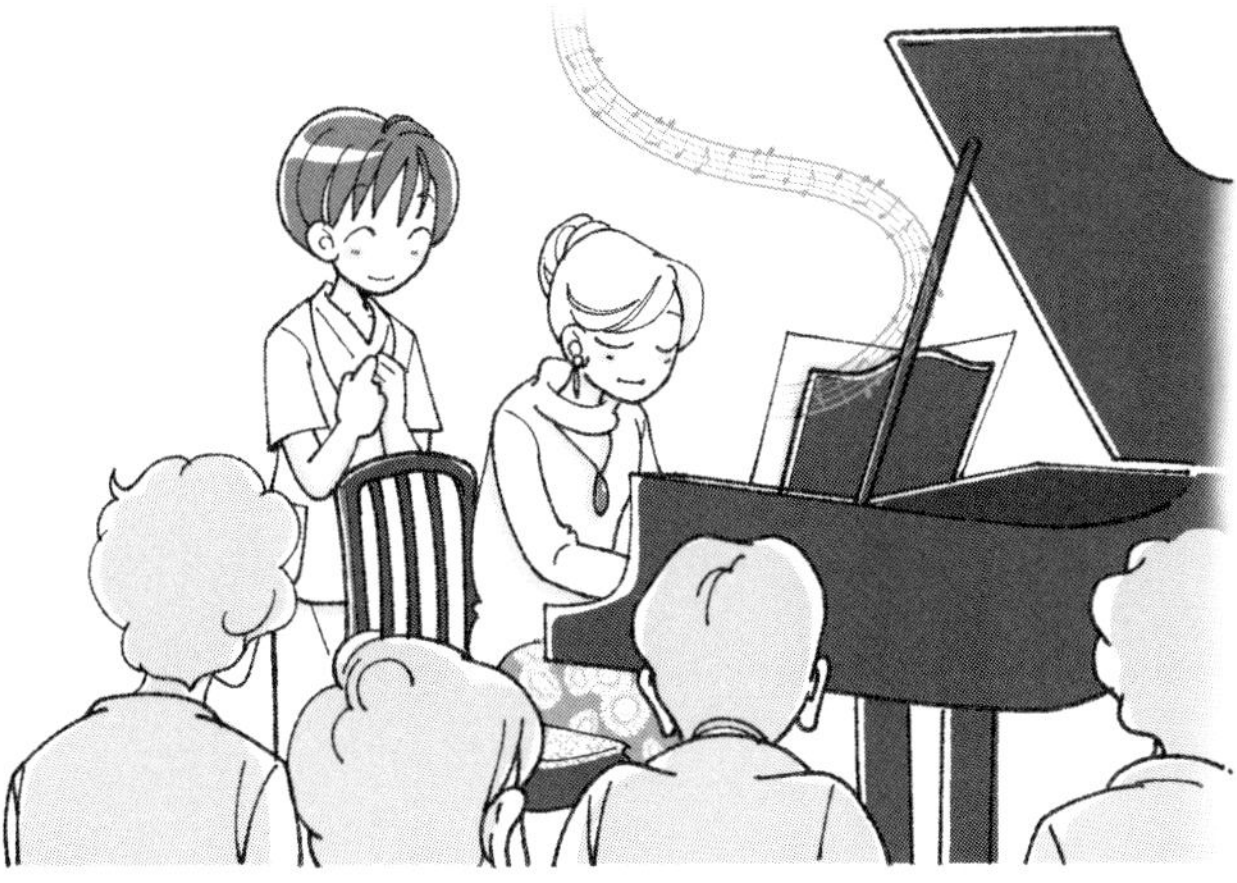

す。

それぞれの回復を目指して

ある寝たきりの高齢のご婦人は、唯一関節を動かすと「痛い」と言葉を発していました。痛いことが分かって言葉にできるのであれば、もう少し話せるかもしれない、寝たきり状態を改善できるかもしれないと考えてリハビリ計画を立案。車いすに乗る時間を少しずつ増やし、鏡の前に連れて行くようにして、髪の毛をすきながら「きれいですよ」と声かけを続けました。やがて、笑顔が見られるようになり「痛い」以外の単語も発せられるようになるまでに変化。さらに、櫛をお渡しすると自分で鏡を見ながら髪をとかすまでになり、口からお楽しみレベルですが食べられるまでになりました。

また、認知症になると、こちらが何を言っているか聞き取れなくなってきます。でも、自分が自信をもってやってきたこと、輝いていたころの質問だと理解して答えてくれることがしばしばあります。

この前は、ある認知症の男性に「お仕事は何をしていたんですか」と質問したところ、この質問は聞き取ってくださり、「大工！」と答えられ、そこから大工の話で会話を広がっていきました。

家族から情報収集して、話題を振ったりするのですが、会話ができない方から何かを引き出すのも技術の一つです。ほとんどしゃべれない方と何とかコミュニケーションして情報を得られたときはうれしいものです。

以前、回復期の患者さんでしたが、70歳ぐらいの左片麻痺の男性を担当したとき、「僕の足を君に預けるから」と言われたことがありました。おそらく、「何とか歩けるようにしてくれ」という意味だったのだと思います。

リハビリを頑張った結果、機能もだいぶ回復して退院してご自宅に戻り、外来のリハビリに移行されることになりました。そのとき、「そろそろ僕の足、返してもらうね」と言われたんです。きっと、麻痺は残りましたが、1人で歩けるようになり、前と同じようには動かないかもしれないけど、自分の足として受け入れて生きていこうと決められたのだと思います。

「預ける」と言われたことはあっても、「返してもらう」と言われたことはなかったので、「返せて」よかったと思い、印象に残っています。

地域、生活に根差したリハビリを

リハビリは非常に生活に根差したもので、神奈川にいたころは、坂が多くて、公共交通機関が利用しやすい環境だったので、バスや電車を利用するための練習は絶対でした。でもこのあたりは、坂道はなく、公共交通機関の利用も少ないので神奈川と同じ練習は必要ありません。それよりも、長距離歩けるようになる、自転車に乗れる、車の運転ができるといったことのための練習が絶対に必要になります。

川里地域に必要なリハビリテーションを提案し続けること。それが、私たちの役割だと考えています。

私には、以前、医院長先生に言われ、大切にしている言葉あります。

それは、「制度は変わっても、目の前にいる患者さんは何も変わらない。やれることは変わらないはず。だから患者を制度に当てはめるのではなくて、制度を患者さんに当てはめることが重要だ」です。

診療報酬制度は2年毎に変わっていくので、そのたびに頭を悩ませています。でも、院長先生が言うように、目の前にいる患者さんは何も変わっていないし、自分がやるべきことも変わっていない。そこにただ制度を当てはめていけばいいだけのことなんです。

これからも、主任という立場ではありますが、一人のセラピストとして現場で患者さんとかかわっていき、地域密着型の病院の一翼を担っていきたいと思っています。

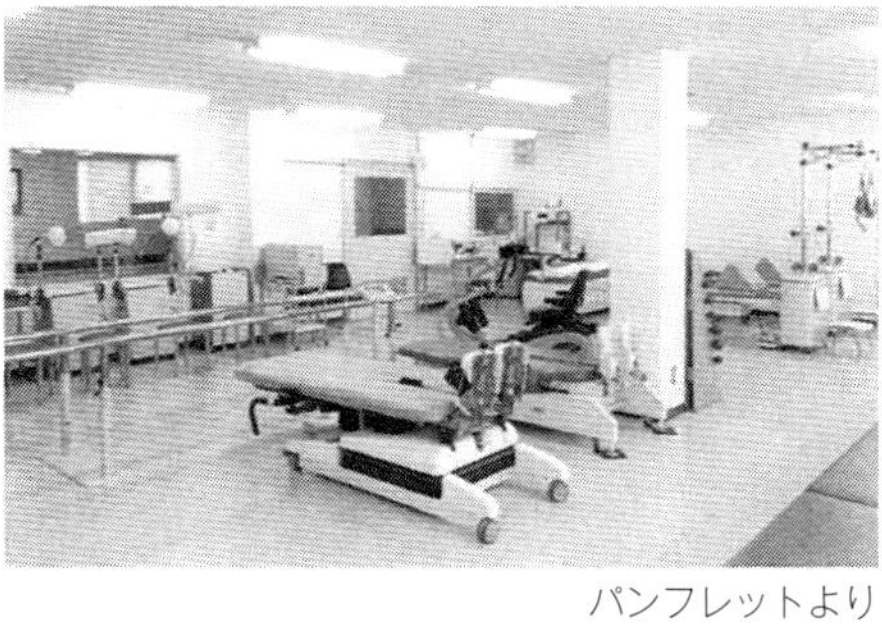

パンフレットより

魅力ある病院であり続けるために

初心貫徹で作業療法士に

私は子どもの頃から人に関わる仕事ができたらいいなと思っていました。それで、中学生の時に通っていた塾の先生と、将来のことを話していたら、リハビリテーションの仕事を勧められたんです。そこで自分でもいろいろ調べて、リハビリの仕事に就こうと思ったんです。

作業療法士を目指したのは、同じ塾に通っていた友人が「僕は理学のほうを頑張ってみようかな」と言ったので、「それなら僕は作業療法で頑張る」という単純な理由からでした。

埼玉県立大学作業療法士学科で専門知識を学ぶと、理学療法士も作業療法士も対象の方がよりよくなっていただくものということで、目指すところは一緒だとわかりました。その特長の一つとしては、理学療法士は体全体、大きな動きをすることで機能の改善を行い、作業療法士は生活という視点に立って細かい動作や道具の使い方を取り入れていくという点です。

一時、理学療法士のほうがイメージしやすく、理学もいいかなと思ったりもしたのですが、精神的なところまでみていく作業療法士のほうが自分にとっては興味をもって取り組めそうだと思い、初心貫徹で作業療法士になりました。

へリオス会病院に決めたのは、入院されてから退院されるまで時間を共有して、よりよいリハビリを提供するためには、じっくり向き合える維持期、療養型の病院かなと思ったことと、脳外科から整形、小児科など先生の専門が多岐にわたっているので、仕事の幅が広がるかなと思ったからです。

誠実であることをモットーに

うちのリハビリテーション科は、理学療法士、作業療法士、言語聴覚士がそろっていて、ほかにリハビリ助手とマッサージ師もいて、この陣容で外来の患者さん、入院患者さんのリハビリ、訪問と幅広くさまざまなかたちでリハビリを提供しています。

現在、私は、訪問リハビリテーションがメインで、院内については他のセラピストのサポートとして入っています。担当している方は10人、大体がヘリオス会病院を退院した方ですが、地域のケアマネージャーさんからの依頼があって対応させてもらうこともあります。訪問リハビリは、週1回もしくは2回の訪問、1回40分が基本で、1日多い日で5件ぐらい回ります。

モットーにしているのは、誠実であることです。リハビリテーションは信頼関係が大切で、ましてや担当している方は、70~90歳台と人生の大先輩なので、誠実にできることをやらせていただくというスタンスで行なっています。

そのほか、訪問ゆえの苦労というか、男性の介護職員による事件などがニュースになると、男性セラピストがうかがうと、身構えてしまうご家族もいらっしゃるのかなと思うので、初対面のときは特に丁寧に、誠実にと心掛けていますね。

普段の生活スタイルに合わせたリハビリ

リハビリに対する要望で多いのは、ご本人、ご家族ともに「歩く」ことです。身の回りのことやトイレなどを、介助なしでご自身でできることを望まれるので、リハビリの目標に、安全に転ばないで移動できることを掲げることになります。

訪問すると、まず血圧などを測って体調を確認。それから全身の筋力を落とさないため、手を上げる体操、ひざ痛の方には足の筋トレ、転倒防止のために足首を上げる運動や足指の運動、座ったままでの足踏みやひざ伸ばしなど、症状に合わせていろいろな運動をします。そのあとに、暮らしの中で使えない用具での練習では意味がありませんから、杖や歩行器を使う方はいつもの道具を使って、補助具を使っていない方は何も使わずに室内を歩いたり、天気の良い日はお庭や家の外に出て歩きます。

患者さんが年齢を重ねると、徐々に体の機能が低下して、今までできていたことができなくなってくることがあります。そういうときは新たな補助具の提案や住宅改修についてご提案をさせていただくこともします。また、短期間の入院後、ご自宅に戻るときにも、お家の中でも動きを見させていただき、必要があれば用具や改修のご提案をしています。

リハビリ意欲を引き出すために

リハビリテーションは対象の方に参加してもらわなければ、何も始まりません。ともかく、できることを一つでもやっていただきたいと思っていますが、誰もがいつでも進んでされるわけではなく、渋られたり、拒否されることもあります。

入院患者さんであれば、同じ時間に担当の私以外のスタッフや看護師さんにお声がけしていただいたりできます。中には、信頼を置いている看護師さんが言ってくれるなら、とリハビリをされる方もいます。

いろいろな人がかかわることが、リハビリ意欲を引き出すのにプラスに働くことが多いのですが、訪問の場合は、同じ時間にかかわれる人が私自身とご家族とに限られてしまいます。そこが訪問ゆえの難しいところといえます。

拒否というほどでなくても、リハビリが億劫という感じで、ベッドからなかなか起きてこられない患者さんの場合、訪問するたびに、「できるところからやりましょう」「まずはベッドの端に座りましょう」「私がいるときには頑張って動きましょう」などなど、根気強くお声掛けをしています。自分もそうですが、ご家族から言っても、つい甘えの部分も出てしまい、反発してしまうことがあると思います。だからと言って、訪問しない日もずっと続くご家族とご本人の間に、私が入り込むことはできませんから、良い関係性が保たれるように心を配り、できるだけリハビリを行なうようにお話しししています。

リハビリテーション科の価値を高めたい

リハビリテーション科では、昨年から始めたことがあります。年頭に個人の目標を立て、リハビリの役職付きがスタッフと面談してその進捗状況などを確認し、その内容を院長先生に提出し、年末に次の年の目標を立てるのです。私は面接する側になってしまいましたが、今後もこのサイクルで、スキルアップを図っていきたいと考えています。このシステムは、何らかの評価制度があったほうがみんなのモチベーションも上がるのではないかと思い、他の役職者の方と話し合い、院長先生に提案して採用されたものです。

職員が気づいた点とかやってみたいことを素直に言えて、聞いていただける機会があるのは、うちの病院のよいところです。

私の場合、全職員が携帯する当病院の理念、クレドを記したヘリオス手帳を作成するメンバーにさせていただいたこともありました。この時は、「クレド」を根付かせるためにどんなことが考えられるか、という院長先生から出されたテーマに対して、メンバーで話し合い、アンケートを作ったりしながら考えました。そして、「朝礼で唱和をする」「クレドを通して模範となる行動ができている職員を表彰する」といったことを提案させていただきました。クレドについて深く考え、働くことを見つめなおすことにもなり、非常によい経験だったと思っています。

ヘリオス会病院は、理念として「縁（えにし）」を掲げていて、そこも当院の特徴の一つだと思います。病院は適切な医療を提供することが役割で、そこが大前提で、その上で、患者さん第一だけでなく、ご家族様、職員、地域の方々など、縁があってヘリオス会病院とつながっているすべての方を大切にするというのが、うちの病院のめざすところだと考えています。

これからも地域の方々にとって魅力ある病院であり続けるために、相手が望んでいること、あるいはそれ以上の結果を出せるように患者さんとかかわり、リハビリテーション科の価値を高めていきたいと思っています。

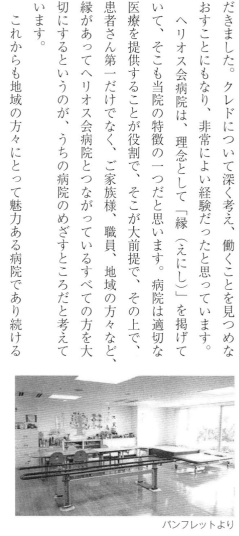

パンフレットより

個人としては、まだまだ知識が足りないと感じていて、文献を読むことを一つの目標にしています。将来的に学会とか、研修会などで発表できるように、研究にも力を注ぎなががら働いていきたいと考えています。

治療に笑顔で取り組んでもらいたい

営業職から言語聴覚士へ

私は、言語聴覚士になる前、大学卒業後に一度医療機器関係の販売会社に就職して営業を経験しているんです。このとき、言語聴覚士の先生ともお付き合いすることがあって、初めて言語聴覚士という仕事があることを知りました。その先生とお話ししていくなかで、同じ道に進んでみようと思い、4年勤めた会社を退職。専門学校に通って国家試験に合格して、言語聴覚士として再出発しました。

国家試験は筆記だけですが、臨床実習を、技術ではなくコミュニケーションや勤務態度に問題があるとして不合格になった人もいたので、社会人としての経験は無駄ではなかったと思いました。

ヘリオス会病院に決めたのは、学校が行った就職説明会に、もういらっしゃいませんが、こちらの病院の言語聴覚士の方が来てくださってお話しをうかがったのが理由の一つ。もう一つは、言語聴覚士がかかわる領域について幅広く診ていきたいと考えていて、小児、成人、急性期から回復期、維持期の方までいるこの病院なら、希望が叶うと思ったことです。

言語聴覚士は作業療法士や理学療法士に比べて新しい分野の資格で、資格取得者もまだそんなに多くありません。うちは正職員二人が在籍していますが、地域の病院で外来を含めここまで体制が整っているところが少ないせいもあって、鴻巣市以外からも患者さんがいらっしゃっています。

以前は、70人以上の患者さんを診ていたこともあったのですが、入院患者さんを中心にという院長の方針で、外来をセーブしてきたため、今は入院と外来を含めて40人ぐらいを担当しています。

成人の患者さんは、言語障害の方、認知機能が低下した方、高次脳機能障害者、飲み込みがしにくい摂食えんげ障害の方々。小児は外来のみで、読み書きが苦手、言葉が遅い、知的発達がゆっくりな子だったりで、1歳台ぐらいから通われています。

「食」は、病状の改善、回復のベース

「食」は、病状の改善、回復のベースになりますから、ほかの療法士よりも早く患者さんのベッドサイドにいくことが多く、栄養摂取の仕方をどうするか判断するために、摂食えんげを評価することになります。

飲み込みの苦手な方に使うとろみ剤については、症状に応じたとろみ具合の一般的な基準はありますが、うちの病棟独自の基準が設けられていて、その見直し、刷新なども行ないます。そして、患者さんに提供するときは、改めて栄養科の人と一緒に検討したります。

患者さんの情報共有については、看護師さんとリハビリスタッフ、それにケアワーカーさんとでカンファレンスを行います。先生には、リハビリスタッフからは紙面での報告、そのほかにも、改めて時間をとってもらうことはありませんが、病棟でお会いした時に、ポイントポイントをお伝えしています。

小児に関しては、月に1回、小児科の先生とリハビリスタッフで情報を共有、先生からアドバイスをいただいています。

訓練は、笑顔で取り組んでもらえれるのが一番だなと思っています。言葉の理解や発語

などの状態を評価するためのテストはかなり面倒ですし、訓練も地道に続ける必要があります。まずは楽しく、意欲的に取り組んでいただけるようにと対応しています。

周囲の支えやかかわりが最大のリハビリ効果を生む

患者さんを見ていると、「言えた」「書けた」「名前と物が一致した」といったことは、「歩けた」「持てた」などよりも、達成感が味わいにくいのかなと思います。だからこそ、周囲の方が、「うまく食べられたね」「しゃべれるじゃない」などと言ってくださることが、「俺、ちょっとうまくできれるかも」と認識したり、「家族が喜んでくれているから、がんばる」とモチベーションになります。

【ご本人とご家族の熱意で自宅に戻る】

以前、身体症状としてはかなり重い高齢の患者さんがいました。飲み込み自体が難しく、食事の形態は刻み食やおかゆ、食べむらもあって、提供された食事を毎回全部食べられるわけではなく、むせ込みもあり、誤嚥などいろいろなリスクがある方でした。そのため、自宅での生活は考えにくく、帰ったとしても家族の負担が大変になるので、退院はお勧めしませんでした。
しかし、どうしても帰りたい、何が何でも自宅で過ごしたいという本人の希望があり、ご家族もそれを望まれました。そこで、先生や看護師さん、他のリハビリスタッフと、様々環境設定やサービスの利用とかを考えて提案。ご家族にも何度も病院にきていただいて、食べさせ方などをいろいろ指導させていただき、退院して、家で過ごされるようになったんです。
その後も、ご家族とお会いする機会が何度かあって、そのたびに「頑張っています」とおっしゃって、こちらが指導したことをきちんと守ってくださっているみたいでした。ここまでのご家族の熱意があると、やれないことはないんだと実感しました。

【ご両親の言葉かけと確信】

2歳ぐらいから通ってきていた子は、言葉が遅かったり、ほかの子に比べていろいろな発達がゆるやかでした。ご両親は就学を前にして、成長をどう見守っていけばよいか悩んでいらっしゃるご様子でした。でも、子どもも頑張っていて、ゆっくりでしたが順調に伸びていき、就学時検診もパスして普通学校に入学しました。

入学後もリハビリを続けたいとおっしゃったんですけれども、「ここからはパパとママで頑張ってください」と背中を押し続けました。最後は「やっていけそうです」と言ってくださり、ここのリハビリを卒業されていきました。

子どもの成長はもちろん、両親の思い、子に対する成長の確信が発達を促す大事な要素だとひしひしと感じました。

部門の垣根がなく、仲がいい

ヘリオス会病院は部門の垣根がなく、スタッフ同士の仲がいいんです。仕事が違うとその科だけでまとまり交流がなくなりがちですが、ここはほかの職種の方とよくコミュニケーションがとれる職場で働きやすいですね。

それに、他の職種の方との交流は勉強になります。もちろん院外の研修会や勉強会、学会にもいかしてもらって見識を広げていますが。

これからも、患者さんが口から食べられるようになり、さらに笑顔で「おいしい」と言っていただけるように、コミュニケーションができるようになるのをお手伝いし、広く深く専門性を高めていきたいと思います。

食のリクエストには対応しています

仕事は給食管理と栄養管理の2つ

学校を卒業してから2年ぐらい特養老人ホームで働いていましたが、職場が遠いこともあって退職しました。次の職場はもっと自宅に近くて、資格を生かせるところと思い、ヘリオス会病院に入りました。入職して4年目になります。

栄養科は、管理栄養士が私1人、その他の方は全員給食委託会社の方で、栄養士が1人、調理師が2人、調理員のパートさんが9人です。

管理栄養士としての仕事は、大きく給食管理と栄養管理の2つに分かれます。

給食管理の内容は、献立の作成、発注・調理・行事食の準備、食事アンケートなどです。委託会社には、献立作成から調理までと、栄養補助食品などを除いた材料の発注をお願いしています。献立は病院の基準をもとにメニューを考えていただき、私が調理方法や味付けのバリエーション、食材のバランス、彩りなどをチェックして決めます。

入職したときは、直営運営でしたが、現在は委託での運営で給食を提供していて、患者さん向けと職員さん向けの両方を作っています。

涙を流しながら「おいしい！」と

献立は季節を感じていただけるように、例えば２月は節分とバレンタイン、６月は紫陽花御膳など、月１回以上行事食を提供しています。

クリスマスには毎年クリスマスキャンドルというイベントを行っていて、リハビリテーション科の方がサンタクロースの着ぐるみを着て病棟を巡ったりして、皆さんとても楽しそうなんです。栄養科

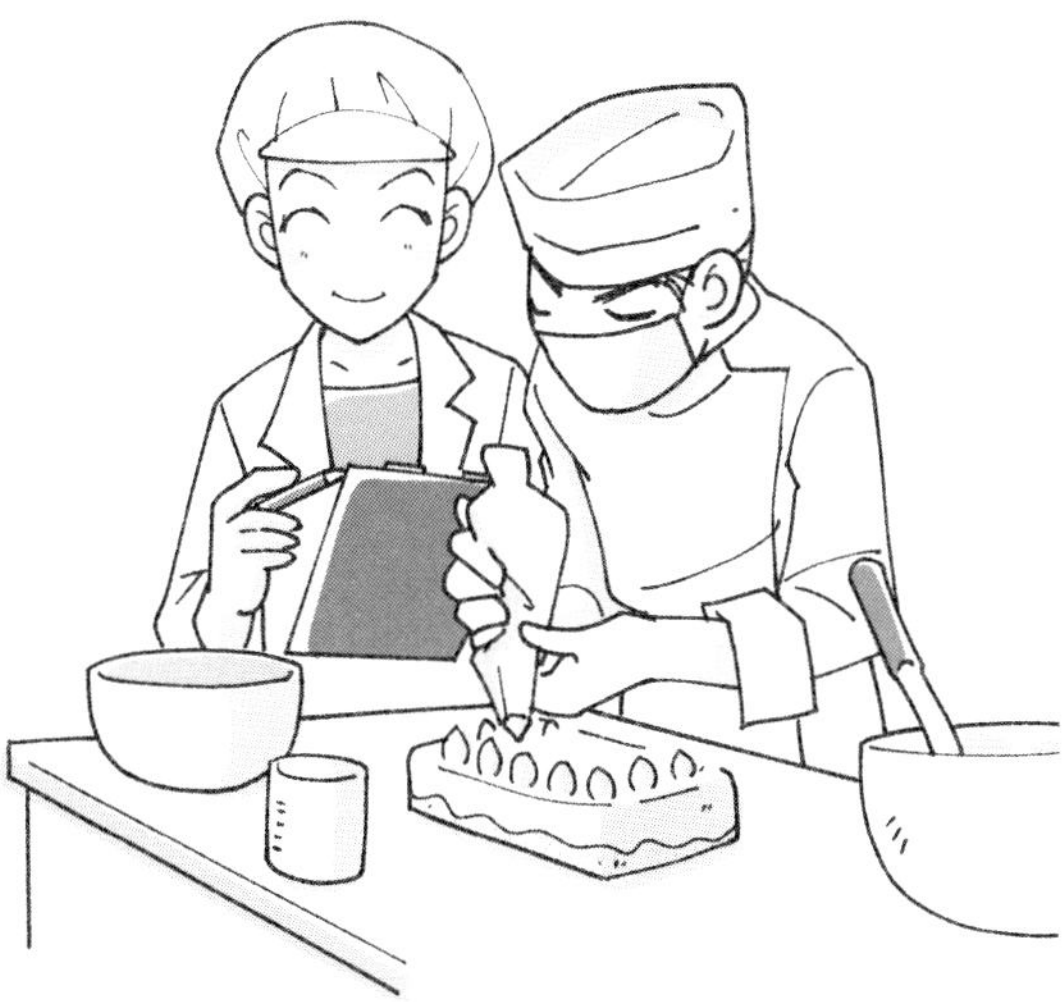

では、ケーキを、または患者さんの嚥下状態によってはムースを提供しています。一昨年までは夕方に提供していたのですが、食べ終わると夕食になってしまうので、昨年は昼食に提供しました。ケーキは1年に1回しか提供しないからなのかもしれませんが、長期入院されている50代ぐらいの女性が、涙を流しながら「おいしい！」と嬉しそうに食べてくださったのが印象的でしたね。

患者さんは、食事が入院中の楽しみの一つだと思いますし、また、職員にとっても美味しいにこしたことはないので、食材や料理でリクエストがあったときには、可能な範囲で献立に取り入れています。

嗜好調査も年1回実施しています。患者さんやご家族様よりも職員さんからのほうがいろいろな意見が出てきますね。できるだけ希望に添えるようにとは思いますが、諸事情によってできないこともあります。

懸念材料は、調理場から温かいまま運べる温冷配膳車がないので、どうしても食事が冷めてしまうことです。患者さんから「温かいご飯が食べたい」と言われることがあって、できれば応えてあげたいのですが、コスト面などを考えると簡単に導入とはならないですね。

食に関するコスト管理も管理栄養士の仕事なんです。今年は、消費税が上がることもあって、抑えるところは抑えていかないとと思っていて、新しい栄養補助食品の導入や経管栄養剤の切り替えなどを検討中です。

こうして検討したことや行事食の連絡などは、委託会社の方、ドクター、看護師さん、事務部の方も出席して月に1回開く栄養科の会議で提案、報告して、確認してもらったり、協議したりしています。

年上の方への栄養指導の難しさ

栄養管理には、栄養管理計画書の作成や栄養指導などがあります。計画書は、入院患者さんのなかで食事に特別な配慮が必要な場合に、ドクターからの食事の形態指示などをもとに作ります。

栄養指導は、入院患者さんよりも、外来の患者さんがメインで、年間50件ぐらい行っています。指導している方の8割ぐらいが糖尿病の方で、指導は原則月に1回です。2〜3回の指導で改善されて終わる方もいますし、中には、改善されずに2年ぐらい見ている方もいます。感じの良い方で話もよく聞いてくださいますが、実行に移すのが面倒なのかもしれないですね。

患者さんは若くても40代ですから、私も「〇〇してはどうですか」と提案したり、お願いするみたいな言い方しかできないんです。20代の女性にいろいろ言われても素直に聞けない部分もあるでしょうからなかなか難しいところではあります。

院長先生からの誕生日プレゼント

仕事で大切だと思っているのは話しやすい環境です。栄養科のなかは、私以外は会社の違う委託の人たちなので、何かトラブルがあったときにはすぐに報告してもらって、対応できる職場づくりを心掛けています。直営から委託になっても調理師と栄養士が変わっただけで、ほとんどの方は直営のときから一緒に働いているメンバーなので、人となりが分かり、ありがたいなと思っています。でも、全員私より年上で、私のほうから問いただすということはしないので、相手から話してもらえる人間関係を大事にしています。

病院内でも、栄養士は私しかいませんから、相談したいときに相談できる環境が重要だなと思っています。何かあれば事務長、名誉師長や、その部署のトップにお話しするようにしています。

ここで働き始めてうれしかったのは、院長先生から誕生日プレゼントをいただいたことです。前職ではそんなことはありませんでしたし、初めていただいたときにはまさにサプライズ、でした。また、福利厚生の一環で脳ドックを無料で受けられたのもありがいですね。

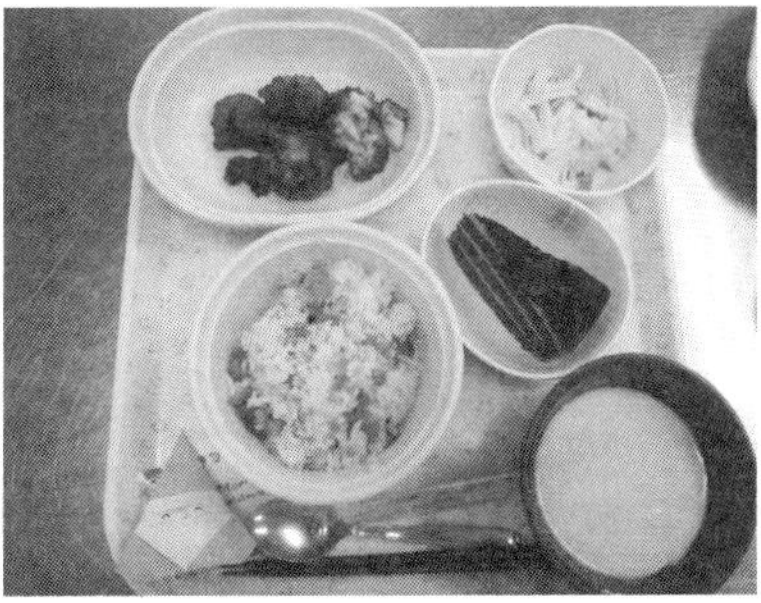

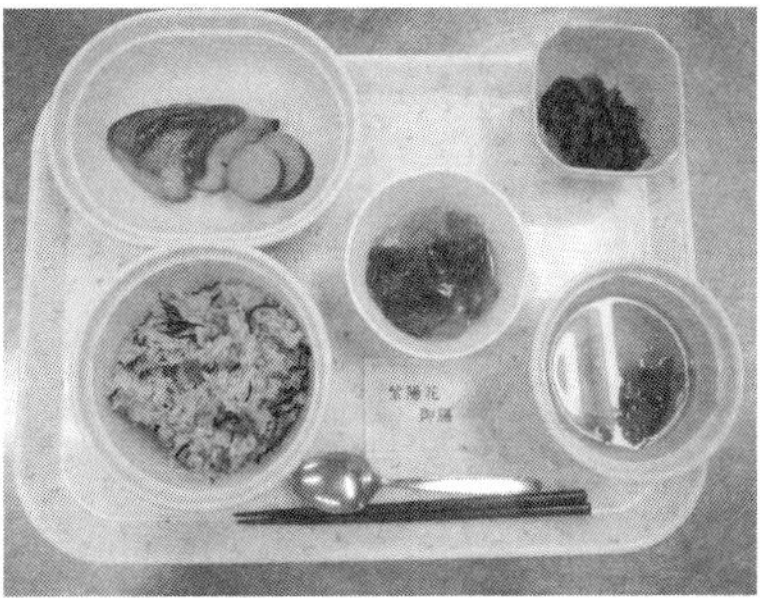

年間行事食計画予定表

平成30年（2018）

	患者	職員
1月	正月御節料理　1月1日（月） 七草粥　1月7日（日）	正月御節料理　1月1日（月） 七草粥　1月7日（日） 鏡開き（お汁粉）　1月12日（金）
2月	節分　2月3日（土） バレンタイン　2月14日（水）	節分　2月3日（土） バレンタイン　2月14日（水）
3月	雛祭り　3月3日（土）	雛祭り　3月3日（土）
4月	春御膳　4月13日（金）	春御膳　4月13日（金）
5月	端午の節句　5月5日（土）	端午の節句　5月5日（土）
6月	紫陽花御膳　6月18日（月）	紫陽花御膳　6月18日（月）
7月	七夕　7月7日（土）	七夕　7月7日（土） 土用丑の日　7月19日（木）
8月	夏御膳　8月16日（木）	夏御膳　8月16日（木）
9月	敬老の日　9月18日（火）	敬老の日　9月18日（火）
10月	秋御膳　10月31日（水）	秋御膳　10月31日（水）
11月	文化の日　11月6日（火）	文化の日　11月6日（火）
12月	クリスマス　12月25日（火） キャンドルサービス12月25日（火） 年越しそば　12月31日（月）	クリスマス　12月25日（火） 仕事納め　12月29日（土） 年越しそば　12月31日（月）

＊３～５月……春メニュー
＊６～８月……夏メニュー
＊９～11月……秋メニュー
＊12～２月……冬メニュー

＊毎月10・20・30日は全員対象麺の日（患者）

気持ちよく過ごせるように心がけています

入職

転居したのをきっかけに、再就職しようと考えていました。子どもがまだ小さかったので、いろいろと条件の合うところを探していてヘリオス会病院と出会い、縁があって入職することになりました。

ヘリオス会病院では、患者さんから採取した血液などを調べる検体検査は、契約している外部の検査センターから検査技師が1～2名出向してきて検査を行うブランチラボを導入しています。私は健診部として採用され、人間ドックや企業健診などの心電図検査などを行うことになりました。

人間ドックや健診を行うのは初めてだったので、勤め始めたころは緊張の連続でしたが、周りの職員の方々に助けてもらいながら段々と慣れていきました。

入職して2～3か月ぐらい経ったときだと思うのですが、人間ドックで来院されて検査を行った女性の方が、私の担当する検査が終了して、他の検査にご案内するときに、「今日は気持ちよく検査できました。ありがとう」

と言って下さったんです。

まだ、入職して数か月で新しい環境、新しい検査を始めたばかりの時だったので、本当に嬉しかったです。

生理機能検査

自分が患者として病院で様々な検査を行ったときに、担当の方が不愛想だとちょっと怖いと思ったり、もう少し説明してほしいなぁと感じることがあります。

検査をしている側は毎日行っている、日常のあたり前の検査ですが、検査をされている側は初めての人もいるでしょうし、悪いところがあるかなぁと不安を抱えて緊張している人もいると思うんです。なので、どんな検査をするのかなど、なるべく丁寧に説明するように心掛けています。

外来患者の方はお年寄りが多かったりもするので、天気の話などもしたりして少しでもリラックス出来る様にしています。

人間ドックの受診者の方は、検査の案内をしたりと接する時間も多いので、すべての検査が終了するまで気持ちよく過ごせるように「おもてなし」の気持ちで接しています。

他部署との関わり

学校卒業後に入職した最初の病院は臨床検査技師が30人以上勤務しており、臨床検査部の中でも検査ごとに部門が分かれていました。これだけ大きいと看護部などの他部署との関わりはほとんどなく、話をすることもほとんどなかったと思います。

ヘリオス会病院では、職員健診や委員会活動などで他部署との関わりも多く、大体どこの部署の誰だかがわかります。

私は参加できなかったのですが、月に一度同じ誕生日月で職員が集まって昼食をとった年もあったそうです。集合写真を見たのですが、楽しそうでした。

以前は、中国から研修生を受け入れていたそうです。

院長先生とは時々部署ごとに食事会がありますが、いまだに緊張してあまり話せません。

院内感染対策委員会

ＩＣＴ（感染対策委員会）に臨床検査技師として参加しており、年4回の地域医療施設との感染に関する合同カンファレンスに出席しています。

北里大学メディカルセンターにて開催されるのですが、部署ごとの話し合いもあり、病院ごとの新しい情報もあり、とても勉強になります。

臨床検査技師としては細菌検査の話題がほとんどで、普段は自分で検査していないので分からないことも多く勉強不足を痛感しています。

今後は細菌検査のことについて知識を深めていき、カンファレンスに役立てたいです。

スタッフとの距離が近くて患者さんが安心して通える病院

スピードと正確性、コミュニケーション

高校卒業後の進路を考えて専門学校や短大などを調べていくうちに、同じ事務でも会社よりも病院のほうがおもしろそうだと思ったのが医療事務を選んだきっかけです。進学した専門学校は東京にあって、通学に往復3時間もかかり大変だったので、職場は近くがいいなと思っていました。それで、自宅から車で通えるヘリオス会病院に入りました。

それから20年が過ぎるまでここでずっと働き続けているのは、仕事内容があっていたのと、人間関係の良さが大きいかもしれません。

医事課の主な仕事は、受付、会計業務、カルテの用意、診察や検査の案内、入退院受付業務、レセプト（診療報酬明細書）作成などです。会計やレセプト作成などお金に関する仕事はスピードと正確性、窓口応対や患者さんと医師や看護師などのスタッフをつなぐ案

内役としては、コミュニケーションを大事にしています。

また、近隣の施設や患者さんを紹介して頂いたりしている病院に、毎月挨拶回りに行くのも医事課の大切な仕事です。

正しく伝える難しさ

勤務は二交代制となっています。まだコンピュータを導入していないころは、レセプト作成などで忙しくて残業もありましたが、今は残業もなくなり、時間に帰ることができるようになってだいぶ楽になりました。

医事課は今8人で、私は主に入院のレセプト作成、療養病棟への転院希望の方の事前相談や面談に来ていただいた方の説明応対などを行っています。

説明のなかで一番気を付けているのは、やっぱりお金にまつわることです。入院となると額も大きくなりますし、療養病棟に入られる方は長期になることを念頭に置いて聞かれているので、事前説明で詳しく話をしています。

それから、電話対応にも神経を使っています。電話の代表番号が医事課になるので、業者さんも患者さんもどちらもかかってきます。

特に患者さんは、いろいろな人がいるので、どうしたらこちらの伝えたいことが伝わるか心をくだいて話をしています。それでも、うまく伝わらなくて窓口で「電話で言われたのに」とおっしゃる方もいるので、正しく伝えるのって難しいですね。

贅沢かもしれませんが

また、会計が遅いことは患者さんに指摘されることがあり、どうすればあまり待たせることがないように、会計処理をもっと短時間でできるかを考えたりしています。

当院はオーダリングシステムや電子カルテが導入されていないので、紙カルテに医師が診療内容を記載後、医事課に戻ってきたカルテを見ながら入力しています。各部署協力しながらやっていますが、医事課だけでは解決できないこともあるので、なかなか患者さんが実感できるような成果はあがっていません。

窓口で「会計まだなの？」「今日は遅いね」と言えるのも、それだけスタッフと患者さんの距離が近くて言いやすいからでしょう。看護師さんもほかのスタッフも、親身によく話を聞き、相談に乗っていたりして、患者さんが安心して通える病院だと思います。

職場としても、職員は私を含めて長く勤めている人が多く、働きやすい環境です。それでも、あえて言わせていただくと、医事課のスペースがもう少し広いといいなと思います。贅沢かもしれませんが、今は、動くのも譲り合ったりしていて、それがなくなり動線がすっきりすれば動きやすくなって、仕事の効率もアップするのかなってと思うんですけど。

それはともかく、医事課は、業者さんや営業の人など外部のさまざま人と接する部門なので、これからも適切に対応していくことを心掛けて働いていきます。

川里苑デメテル・ヴィラ

ご本人の希望に添うようにすることを第一に考えて

必要されているという実感がやりがい

専業主婦をしていた30代のときに、また仕事をしたいなと思い始めて、それも資格を取ってキャリアを積んでいけるような仕事をしたいと考えました。それで、もともと人とかかわるのが嫌いではなかったので、直接人と触れ合い役立てるということで福祉の世界に飛び込みました。

働き始めたころは30代でしたから、自分に置き換えて利用者様のことを考えることができなくて、もし自分の親だったら、祖父母だったらと考えながら仕事をしていました。私のちょっとした表情や言葉かけが足りなかったことで、ご本人にとって満足されていないのではと感じることもありました。その人の立場になり、受け止め対応することで笑顔をいただき、必要としてくれている実感がやりがいになっていきました。

川里苑に入職したのは平成18年4月で、介護長になって5年ぐらいになります。

ここはハード面が素晴らしく、設備が充実していて、映画鑑賞もできる視聴覚室やサークル室に、会議室やいろいろな催し物ができる大きなラウンジ、癒しを提供できるリフレクソロジールームや足湯の設備も備えています。それに、家具や調度品、著名な芸術家の絵画や工芸品も置いてあり、心安らぐ空間のある施設です。でも、どんなに素敵な設備が整っていても、入居様にご満足いただくためには、職員が提供するサービスが大切になります。

最も力を入れているのは職員の育成

介護長の仕事は、人事、シフトの最終調整、利用者様とその家族への対応、ボランティア対応の窓口など地域や他機関との連携といったマネジメント業務が中心となります。中でも、最も力を入れているのは職員の育成です。

具体的には、苑内では毎月1回講習会を行い、そのほか、認知症研修など外部の様々な研修会に参加するように勧めています。そして、外部研修会に参加した職員による伝達会を開いて情報を共有し、さらに、毎年1回事例報告会を開催しています。事例報告会は、介護職だけでなく事務職、看護師とすべての部署の代表が、それぞれ業務で学んだこと、改善できたことを発表しあい、事例を今後につなげていこうというものです。この報告会が、業務の上で一つのモチベーションとなっていると思います。

また、いろいろな職種の人と行う委員会を通して、苑全体のスキルアップも図っています。委員会は、法令上設置しなければいけない委員会と苑独自でつくった委員会が合わせて11あり、職員はそのどれかに所属して、それぞれの委員会が職員の働きやすさや利用者様の暮らしやすさの向上などを目指して活動しています。

今でも学びの連続

福祉の世界に入って二十数年、その間に介護保険制度が始まって制度的にも整備され、「老い」や病気、ケアの研究も進み、質の高いケアが提供できるようになってきました。

例えば、認知症の方が自分の便を壁に付けたりすると、何も知らなければ、なんでそん

第11回　事例報告会

【開催日時】 平成30年12月19日(水)　10：00～11：20

【開催場所】 新棟１階　視聴覚室

【出 席 者】 26名(発表者含む)

＜事例紹介＞　　　　　　　　　　　発表時間：５分

	部署	演題	時間
1	本２	「逝く人に寄り添う」 ～その人らしく安らかな最期をどう看取るか～	7：32
2	本３	「早番業務改善」 ～誰もが納得できる仕事分散～	5：18
3	居宅	「その人らしく暮らすための支援」 ～病気になって思い描いていた人生とは 違うけど前向きに生きたい～	5：51
4	新３	「QOL 向上を目指した関わり」 ～援助に活かすためのチーム連携～	5：53
5	新１	「安定した栄養と夜間良眠を目指して」 ～痰がらみ、吸引からの苦しさを、 なくしたい～	4：58
6	新２	「左大腿骨頸部骨折からの復帰」 ～家族の思いを受け止め、認知症進行と 杖歩行が出来るまで～	6：11
7	事務	「物品管理について」	6：53
8	新４	「Y・I様にとってより良いユニットでの 暮らしを目指して」 ～担当職員の気付きとケアの統一～	6：06
9	通所介護	「意思を尊重しながらの支援」 ～ある利用者様への身だしなみの働きかけ～	5：29

なことをするんだろうと思いますよね。でも、こうした行動の背景には、自分で何とかしようと思う気持ちが働く場合があるといったことを知っていれば、その方に対する考えも対応も変わってきます。

また、暴れたりして、ご家族の手に負えなくてこちらに入られた方でも、ちょっとして会話でふと笑顔になることもあります。

同じ行動でもそれぞれの理由があり、声掛け一つで態度が変わります。だから今でも学びの連続で、入居者様の今までの生活を考え、尊厳を守り、その人らしく暮らすということを第一に考えています。

川里苑の強みを生かして地域に根を張って

随分前のことですが、お話しができず、車いすに座っている間中、「あーあーあー」と声を出している方がいました。私は、車いすから降り自由になりたい、だから声を出しているんだと思い、車いすから降ろして、床に這わせてしまったんです。もちろん、這わしておくなんてみっともないって、反対して止める方もいらっしゃいました。でも、その方、車いすから降りたら声をあげなくなって、それればかりか笑顔がでたんです。それで、反対した人も納得して、今は、誰もが「意志の尊重を基本とし」という川里苑の理念のもと、ご家族の了解を得たうえで、その方の気持ちを尊重して、安全に考慮しながらできるだけご本人の希望に添うようにすることを第一に考えるようになりました。

ユニット型の特養が誕生して、「個別ケア」という言葉がよく使われるようになりましたが、何もユニット型だけが個別ケアではありません。施設で預かりながらその人らしく生活していただくためには、従来型の入居者様も誰もが個別ケアだとの思いで接しています。

これからますます地域で暮らし続ける環境があること、介護施設が地域に貢献することが重要になってくると思うんです。ですから、スタッフが鴻巣市やその周辺に住んでいる人が多く、この地域の生活環境や風習、方言などを理解しているというのは、川里苑の強みで、この強みを生かしてもっと地域に根を張っていけたらと考えています。

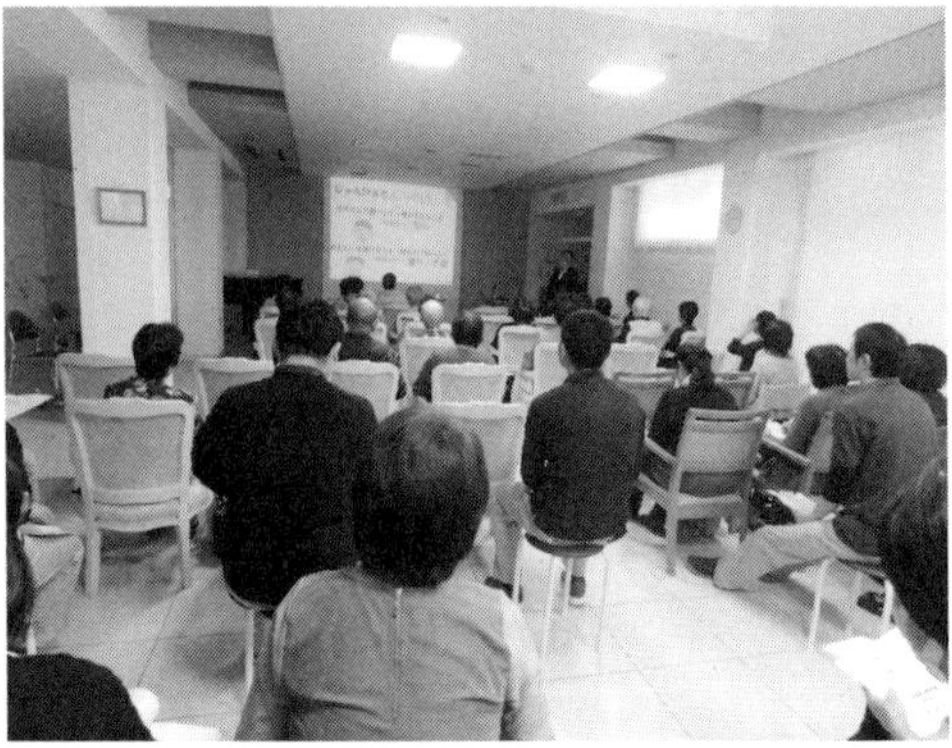

数々看取りのエピソードは私の宝物

一枚の板チョコ

川里苑に入職したのは平成16年の4月で、秋に新館の竣工式があった年です。入職のきっかけは、看護師として病院や企業の保健室に勤め、子どもを授かったことをきっかけに退職して8年間専業主婦をしていたんですけど、子どもが小学生になったのでそろそろ働こうと思ったんです。川里苑を選んだのは、介護施設での経験はなかったんですが、実家が近いものですから何かあったら助けてもらえるかなと、そんな簡単な動機でした。

特養と老健の違いも知らないぐらい介護は未知の世界で、利用者さんの健康管理と協力病院のお医者さんが往診にきたときのサポートということだったので、血圧を測っていればいいのかなぐらいに思っていました。ところがとんでもない勘違いで、お医者さんが常勤ではないから看護師が判断しがなければいけないことばかりで、3日で辞めたくなったというのが正直なところでした。

こうした介護施設の看護師は、病気全般についてオールマイティにある程度知っていないといけなくて、私の場合は、これまで整形外科が中心でほかの科はあまり経験がなく、利用者さんに何かあった場合に、どの時点で病院に連絡するかなどの判断も最初のころはすごく苦労しました。

当時は看護師さんの入れ替わりがすごく激しく、私は週2回勤務のパートで入ったんですけど、他に看護師がいないと帰るに帰れなくて、子どものお迎えを父に頼んだりしていました。あまりに大変で、もう辞めようと、明日辞表を出すと決めていた日に利用者様に急変が起きたんです。その方のいるフロアーの若い男性介護福祉士が、今はもういないんですが、私を見て「あ～疲れた顔してますね。チョコレートあげますよ」と持っていたガーナミクルチョコレートを1枚くれました。

それで、誰もいない医務室に戻ってチョコレートをかじっていたら、涙がでてきちゃって。そうかここで私が辞めたら、倒れたおばあちゃんを誰が看ていくんだろうと思って、もうちょっといようと、辞めるのをとどまったわけです。あのミルクチョコレートのおかげで、今、私はここにいるんです。

エレベーターの中での笑顔の練習

仕事で心掛けていることは、「どんな小さなことでも責任をもつ」、「相手の立場になって考える」ことです。お医者さんや栄養士さん、介護士さんなどいろいろな職種の方が、それぞれ利用者さんのためを思っての意見をもっています。特に看護師と介護士は意見交換をする機会も多く、看護の視点から見た意見と介護の視点からの意見が違うこともあります。そんなときも、相手の意見や気持ちを大事にして、こちらの意見の押しつけるようなことはしないようしています。

あとは、「笑顔を忘れずに」というのを心掛けています。というのも、認知症の人は言ったことを理解できなくても、相手の気持ちを見抜く力はものすごく残っていて、お世辞とか、社交辞令は通用しないんですね。こちらの態度をよく見ていて、笑顔でしゃべっていないと、鏡のように同じような態度が返ってくるんです。なので、できるだけ笑顔でいるようにしています。

そのために、毎朝、エレベーターに乗ると、エレベーターについている大きな鏡の前で笑顔の練習をしています。15年前、一人でエレベーターに乗って大きなため息をついて、ふと見た鏡に映った自分の顔があまりにひどくて、思わず鏡向かって「にー」と笑顔を作っていたんです。それ以来、ずっと続けています。

また、若いスタッフたちには、「言っていることとやることのギャップを少なくしよう。いいことばかり言ってもやるべきことをやらなかったら、結果嘘をつくことになる」って、私自身に言い聞かせるつもりでよく言っています。

病院勤務にはない看取りのカタチ

介護施設は、病院以上に利用者さんやご家族との関係が密になるので、特に看取りについてはいくつものエピソードがあります。

エピソード1「群を抜いて頼もしかったです」

一つは、自宅に帰りたいとずっと言っていたおばあちゃんの家族に、「群を抜いて頼もしかったです」とお通夜の席で言われたことです。

「帰りたい」といっても、いずれ自分が入る仏壇にお線香をあげたいというだけなんですけど、それだけでもなかなか難しい状況でした。でも、もう最後になるだろうから一時帰宅させてあげようという話になったんですが、ご家族が車の中で亡くなったらどうしようと心配されたんです。そこで、私が「もう90過ぎまで生きて、どこで死んでもいいじゃないですか。車の中でもご自宅に着いて亡くなっても、私が一緒について行き、責任をもって対応するので帰りましょう」と言って帰しました。

結局、その翌日に亡くなったんですが、このことが頼もしかったのだそうです。私としては、当たり前のことをしたまでで、そう言われたことが意外だったのとうれしかったので心に残っています。

エピソード2　茶々丸が迎えにきた!?

また、おじいさんと愛犬のエピソードもあります。この方は、すでに看取りの体制に入っていたある朝、急に具合が悪くなりました。まだ話ができる状態だったので、「誰に会いたい？」と尋ねたんです。毎日会いに来ていた娘さんだろうと思ったら、昔、自分が飼っていた柴犬の「茶々丸」に会いたいと言われました。茶々丸はもう亡くなっているので、施設のセラピー犬を連れてきましたが、犬種が違うプードルだったのでちらっと見ただけで興味を示しませんでした。

どうしようかなと思っていたときに、看護師の一人が茶々丸によく似た犬「小太郎」を飼っていることを思い出しました。早速、連絡をしたところ、お休みの日にも関わらずすぐ連れてきてくれたんです。

看護師がその犬を連れて部屋に入ってくると、すでに到着していた娘さんがハッとして、おじいちゃんも「茶々ー」と言うんです。娘さんがおじいちゃんを抱いて「お父さんありがとね。お父さんの子でよかったよ」とか言っていると、小太郎がおじいちゃんの膝の上に乗って、おじいちゃんが犬の背中を触りながら「ありがとう。あい……」まで言って、すーっと亡くなるんですよ。会いたかったと言いたかったんだと思うんですけど。

そのとき、小太郎はじぃーっと入り口を凝視して微動だにしませんでした。だから「本当に茶々丸が来たんじゃないか」って誰かが言って、みんなもそう感じたんですね。その間およそ15分、まるでドラマのようでした。看取りの教育用にビデオに撮らせていただいたんですけど、何度見ても涙がでてしまいます。

エピソード3　最後の笑顔

わかちゃんと呼ばれていたおばあちゃんのことも印象に残っています。笑顔がとてもかわいい方だったんですが、がんになって最後のほうは痛い痛いで泣き顔や苦しい表情しか見せなくなっていました。
亡くなる瞬間にご家族は間に合わなくて、一番お世話をしていたスタッフが後ろから抱っこしていました。そのスタッフが、「わかちゃん、いろいろありがとね。今日、私、お風呂当番で汗かいて大変だったんだ。……」と話し始めて、えっ、今なぜその話？と思っていたら、わかちゃんがニコッと笑ったんです。5，6人のスタッフがいたんですけど「笑った！」って全員が声を上げたんですけど、その瞬間息が止まって、亡くなったんです。後ろから抱えていたスタッフも目じりのしわがきゅっとなったから笑ったのがわかったと言っていました。

皆さん本当に穏やかに息を引き取る、「あれいつ止まったの？」という感じが多いんです。病院では経験したことがない数々看取りのエピソードは私の宝物になっています。

「あのように私もしてね」

看取りをするようになったのは、世間でも看取りということがいわれるようになったころで、私が入職当時はやっていませんでした。始めたころはご家族の方から「不安を感じる」とかいろいろな意見がありましたけど、5、6年ぐらい前からほとんどの方が、川里苑での看取りをされています。

ここまで看取りが受け入れられたのは、時代の流れもあると思いますが、看護師の一人が納棺師の本を読んだり講習会に行くなどして、エンゼルメイクを熱心に学んでいて、その化粧がとても好評なこと。さらに、美容師だったケアワーカーがヘアカットしてマニュキュアを塗るなどするのでご家族がものすごく喜ばれ、それが評判になっていることがあると思います。

以前は、利用者さんが次は自分の番だと悲しむからと、裏からひっそりと送るように言われていましたが、「この方は長くここに住んでいたのだから、堂々と表玄関から帰してもらいたい」と、私の希望を通してもらい、現在は、表玄関よりお見送りしています。始めてみたら、悲しむどころか、「あのように私もしてね」「お願いね」という人ばかりです。

昼間の場合は、皆さんにお顔を見せて、一人ひとり声をかけてもらって、短い時間ですがとても和やかな時間を最後に過ごしてもらって送りだしています。時には、霊柩車を見送るときに故人が好きだった歌を歌うこともあるんですよ。

ご家族から後々に、「最初は病院ではなくて大丈夫かと思っていたけれど、大変よかった」というお手紙をたくさんいただいていてありがたいですよね。

利用者さんのためには何が一番よいか

今の当苑のスタッフは10年以上勤めている人が多く、それは、スタッフ同士仲がいいからで、特に看護スタッフと介護スタッフの関係はとてもよいと思います。

ワーカーさんのほうが利用者さんの情報を多く持っていて、看護師はその情報を聞いて医学的なアドバイスや意見を言うのですが、例えば、もう食べられなくなったおじいちゃんに好きだったお酒を飲ませたいとワーカーさんから提案された場合。医学的にはダメかもしれませんが、看取り対応になった場合は、本人の好きなものを食べられるだけ食べさせてあげる事をしていますので、ほんの一口でもいいから晩酌をしませんかと言って、お酒を家族に持ってきてもらうこともあります。家族も「えっ！　いいですか」と本人と一緒に喜んでくれます。そのようにして看護と介護の二本柱の連携がうまくいっていることが、「そこまでうちのおじいちゃんのことを知ってくださって」というご家族の信頼にもつながっているんです。

もちろん、ワーカーさんと看護師、看護師同士でも意見の違いがあったりします。そのときは、利用者さんのためには何が一番よいかというところに立ち返って考えるようにしています。これからも利用者さん、ご家族に安心していただけるように信頼関係を大事にしていきたいですね。

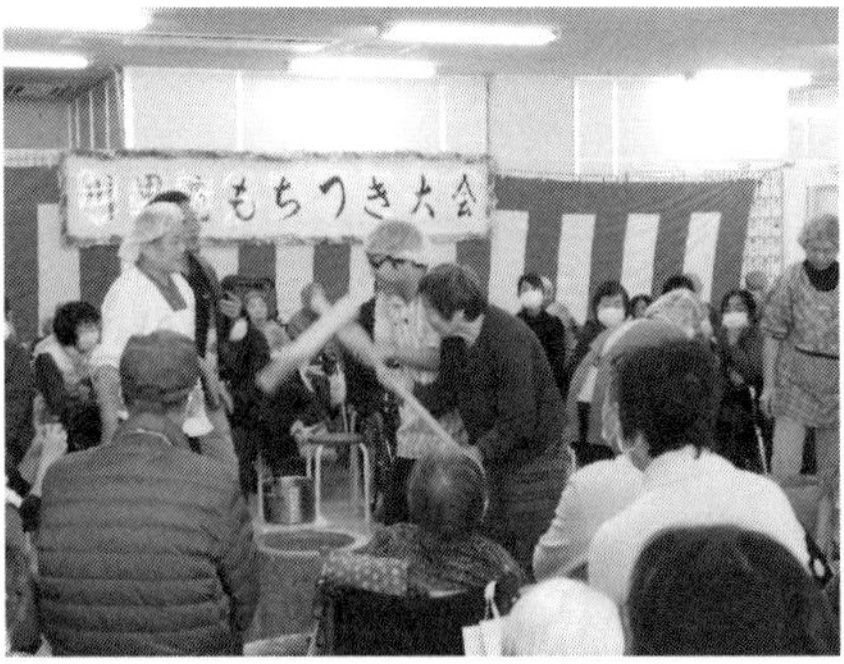

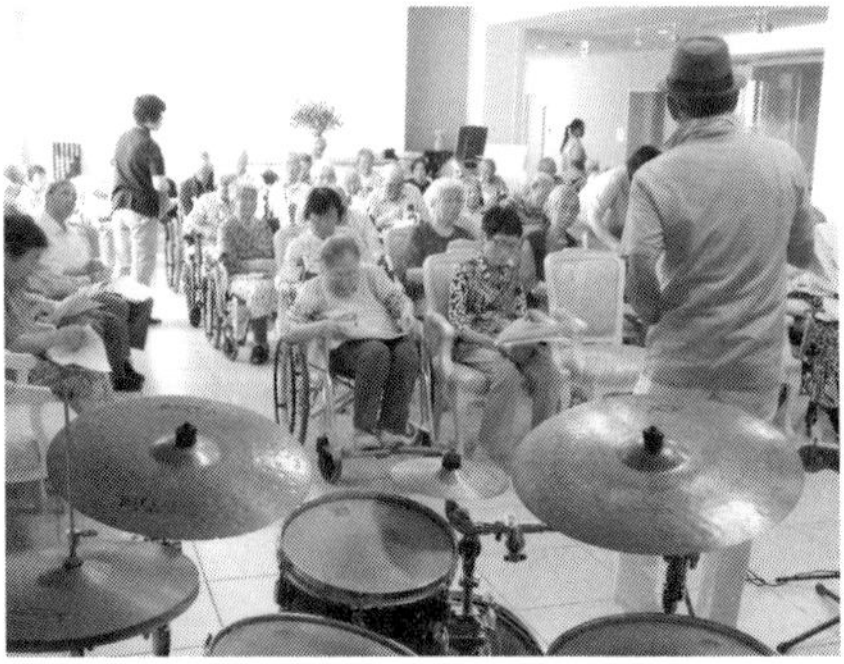

ぬくもりの環境を提供して選ばれる施設に

皆で補いながら行う様々な業務

川里苑へ勤め始めて17年になります。実は、医療事務の資格を取って、自宅から近いところということでヘリオス会病院の面接を受けたんです。そのとき、ヘリオス会病院の理事もされていた川里苑の会長から、病院ではなくて老人ホームのほうで働いてみてくれないかとお声をかけていただいて川里苑に入職した次第です。資格を生かせずにいますが、3世代同居で育っているのでこれも縁かなと思っています。

現在の仕事内容は、入居者様に対する請求業務がメインで、あと国への介護報酬の請求などです。事務方は、経理も庶務も人事も主な担当はおりますが、みんなで補いながら業務をしている感じになります。その中には、ボランティアの方々によるミニコンサートや絵手紙教室、押し花教室などのお手伝いやイベントや行事、広報誌などのお知らせなどもあります。

内容は広報委員会で、またボランティアとの連絡・調整は介護長が担当となり、事務職員と連携を図り行なっています。私たち事務職員も広報委員会へ参加し、お知らせ（広報）の発行を行なっております。

新しいことに挑戦した夏祭り

私は、今年度、会社主導で行っていた行事を職員主体で実施するということで新たに誕生した実行委員会をやらせていただいて、夏祭りと慰労会といった職員交流会の計画・運営を行いました。

10人ほどの委員がいろいろな意見を出し合い、夏祭りについては、いくつかの新しいことにチャレンジしました。その一つが、今までは無料で提供してきた焼きそばやフランクフルトなど模擬店の物を購入していただくためのチケット制の導入です。夏祭りは地域の皆様との交流の場という意義も含んでいて、毎年近隣の方々が来てくださっています。かき氷など一部無料で提供するものもあったのですが、チケット制にすることで、来訪者が大きく減ったらどうしようという不安もありました。しかし、結果は心配するようなことはなく盛況でした。

そのほか、夏祭りに合わせて、実行委員になった看護師の中田リーダーが作詞、スタッフが作曲、プロのミュージシャンによるアレンジで「デメテル音頭」を作り、踊りも考え、アイドルのコンサートで振るようなうちわも作りました。さらに、メテル君とヴィラちゃんというゆるキャラまで誕生させて、衣装は、買うお金はないのでスタッフが作成しました。当日は、「デメテル音頭」を踊ったり、作ったうちわを利用者様に振ってもらうなどして、今まで以上に楽しんでいただけたと思います。

職員交流会は屋外でバーベキューをするのが恒例でしたが、予算内で多くの職員が参加出来ることを考え、実行委員会の発案によりビュッフェスタイルを取り込み、屋外でもお肉を焼くとしました。スタイルを変え豪華にした事で、少しでも多くの職員に参加していただけました。皆で成し遂げた実行委員会での達成感はとても貴重な体験になりました。

相手の思いを受け止めることを意識して

事務職員は受付も兼ねているので、大きな声であいさつし、笑顔で対応するようにと意識しています。笑顔が相手を笑顔にさせると思いますし、何より暗い雰囲気の施設にしたくないからです。自分がお客様であったならどんな施設が良いかを頭に置くようにしています。

また、利用者様が一人でいるときなど、素通りするのは何か冷たい感じがしますし、短いやり取りだけでも元気につながる部分もあると思うんです。それに、利用者様の中には一人暮らしをしている方もいらして、そうするとお話しする機会も少ないでしょうから、極力お声掛け、コミュニケーションをはかるようにしています。ですから、トイレをお待ちの方に「おトイレ大丈夫ですか」と声をかけると、「大丈夫よ。あたなはどこへ行くの？」と聞かれてお話が続くこともあります。

私がとくに心掛けているのは、相手の言うことを最後まで聞くということです。途中で「でもそれは」と言いたくなるときもありますが、一度相手の方の思いを受け止めることを意識しています。

そうすると、ご家族の方がご自身のことをお話しされたり、ご意見を言われたり、あるいは、「今、家が大変で」とご家庭の状況をポロっとこぼされる方もいます。お話しするだけですっきりして、気持ちの切り替えができるということもあると思うので、そんなときは、「大変ですね」など短い相づちをうつようにしています。

川里苑は、従来の多床室タイプとユニット型という個室タイプも兼ね備えていて、ユニット型は費用の面では、民間の施設と比べて大きなメリットというのはなくなっています。だからこそ、施設の理念でもある個人個人のライフスタイルの尊重、その人らしく暮らすことのできる施設、そして、安心していただけるようなぬくもりのある環境を提供して、選ばれる施設であり続けたいと思っています。

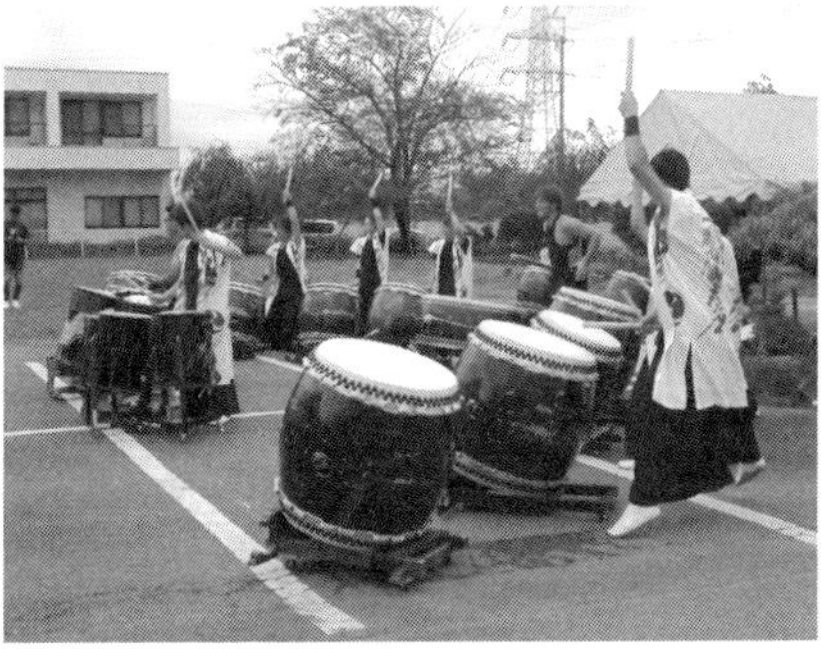

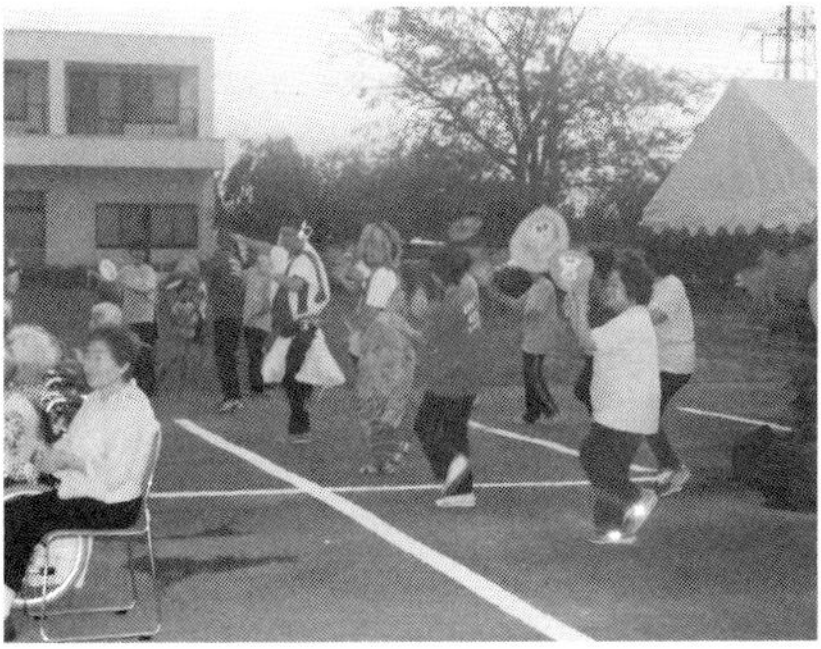

デメテル　音頭

作詞：中田貴美子
作曲：贄田　昭宏
編曲：吉本　圭子

しゃって　しゃって　おっぺして
しゃって　しゃって　おっぺして
楽しく　暮らそうよ♪

1　赤城おろしに　耐えて立つ
白い館の　毎日は
いらぁー元気な　ワーカーさんと
歌や体操　楽しかろう
しゃって　しゃって　おっぺして
しゃって　しゃって　おっぺして
元気に歌おうよ

2　やっけいだなんて　言わないで
梅干体操　やるんべよ
うんまくなくても　大丈夫
それでよかんべ　がんばるべ
しゃって　しゃって　おっぺして
しゃって　しゃって　おっぺして
楽しく踊ろうよ

3　楽しみ　こじはん　なんだろな
昔なじみの　もんがいい
できることなら　リクエスト
みそを　なびった　にぎりめし
しゃって　しゃって　おっぺして
しゃって　しゃって　おっぺして
おいしく　食べようよ

4　お湯をかんまし　よい温度
ここは　天然温泉だ
風呂は延べます　この次に
いえいえ入って　ぬくとまろー
しゃって　しゃって　おっぺして
しゃって　しゃって　おっぺして
さっぱり　いい気分

5　今日も　色々ありました
いぶくり顔より　のめっこい
笑顔あふれる　明日へと
夢を見ながら　寝るんべよ
しゃって　しゃって　おっぺして
しゃって　しゃって　おっぺして
ゆっくり　休もうよ

6　ここは　良いとこ　川里苑
くれい（暗れい）気持ちを　うっちゃって
あかりーぃ（明りーぃ）心を　半分ずっこ
分けっこしながら　暮らすんべ
しゃって　しゃって　おっぺして
しゃって　しゃって　おっぺして
楽しく　暮らそうよ

終わりにかえて　～理想を追い続けて

この30年、度重なる医療行政の変更などによって、病院を取り巻く環境は大きく変わりました。特に介護保険制度誕生によって、慢性期の人のリハビリや入院期間の制限が設けられた李、医療の必要度による分類ができました。そのため、例えば食事ができるなど医療行為の少ない人は、介護施設に転院する傾向になり、入院される患者さんも様変わりしてきました。近年は、近隣に介護施設が増えたことにもあって、気づけば経口摂取が可能な患者さんは介護施設に入り、病院には経管栄養の患者さんばかりが残ってしまいました。

しかし、医療従事者としての姿勢は変わることなく、ケアの質を常に高めていくことを目標に、柔軟に対応していこうと考えています。

理想の病院づくりというのは、建物が完成するまでが助走期間であり、そこからが本当の始まりといえるでしょう。ハードの部分は年数が経てば古くなります。ソフトの部分であるスタッフは新しく入職する人もいれば、退職して去っていく人もいて、常に流動しています。

ですから、理想の病院というゴールにたどり着くことはなく、大事なことは、あきらめないこと。目標をもってやり続けること、その姿勢こそが「理想の病院」であり、理想の病院づくりだと思っています。

技術革新がかつてないスピードで進む今、ＡＩの登場によって、それほど遠くない時期に、病気の診断は症状や血液データをコンピュータにインプットするだけで、かなり正確な診断がされて、薬の処方もできるようになると言われています。

そうなれば、医師や必要なくなるでしょうか。いいえ、おそらく、これまで以上に、人の温かさ、優しさなどが求められるようになると思います。それは、人間のもつ自然治癒力を引き出すのは、人とのつながり、信頼関係にほかならないからです。

だからこそ、看護職員、介護職員、リハビリスタッフ、事務職員等、すべての職員には、患者さんと家族をケアするという気持ちをもち、自分を高めていこうとする前向きな姿勢でいてほしいと願っています。

私も還暦を過ぎ、次の世代へバトンを渡す時期を考えるようになりました。若い世代に期待しつつ。

ＫＥＥＰ　ＧＯＩＮＧ　継続

時代にあった、患者さんやその家族に求められる病院であり続けるために、働きやすい職場環境にすることを、私の目標の一つとして取り組んでいきます。

100年後も必要とされる
愛と癒しの病院

2020年3月3日　第1版発行

定価はカバーに表示してあります。

著　者　森田　仁士
発行者　羽田　直仁
発行所　みずほ出版新社株式会社
〒365-0068　埼玉県鴻巣市愛の町412
電話　048(577)3750
FAX　048(577)3752

発　売　株式会社日興企画
中央区八丁堀4－11－10　第2 SSビル6F
電話　03(6262)8127
FAX　03(6262)8126

印刷
製本　藤原印刷株式会社

Printed in Japan

ISBN978-4-88877-932-6 C0077 ¥1200E